深圳市名老中医系列

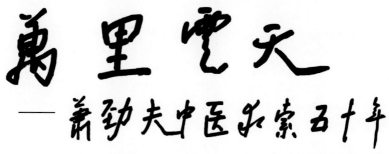

万里云天
——萧劲夫中医求索五十年

萧劲夫 著

海天出版社（中国·深圳）

图书在版编目（CIP）数据

万里云天：萧劲夫中医求索五十年 / 萧劲夫著.
— 深圳：海天出版社，2014.5
（深圳市名老中医系列）
ISBN 978-7-5507-1180-8

Ⅰ.①万… Ⅱ.①萧… Ⅲ.①中医学—临床医学—经验—中国—现代 Ⅳ.①R249.7

中国版本图书馆CIP数据核字（2014）第197509号

万里云天：萧劲夫中医求索五十年

WANLI YUNTIAN：XAOJINFU ZHONGYI QIUSUO WUSHINIAN

出 品 人	陈新亮
出版策划	毛世屏
丛书主编	许四虎　廖利平
责任编辑	何志红
责任技编	梁立新
责任校对	孙海燕
装帧设计	龙瀚文化

出版发行	海天出版社
地　　址	深圳市彩田南路海天大厦（518033）
网　　址	www.htph.com.cn
订购电话	0755-83460293（批发）0755-83460397（邮购）
排版设计	深圳市龙瀚文化传播有限公司　Tel：0755-33133493
印　　刷	深圳市华信图文印务有限公司
开　　本	787mm×1092mm　1/16
印　　张	17
字　　数	250千
版　　次	2014年5月第1版
印　　次	2014年5月第1次
印　　数	1—2000册
定　　价	38.00元

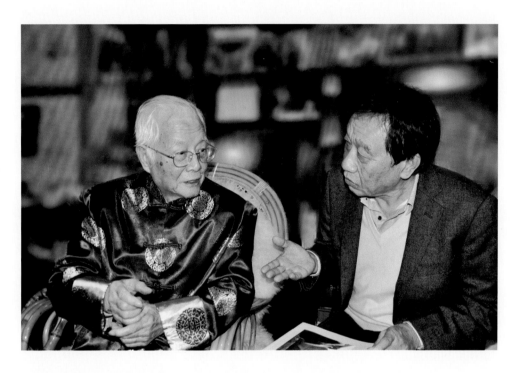

"振兴中医，您说有如万里云天，任重道远，我们一代一代走下去。"

——与邓铁涛老师对话

总　序

　　中医药学源远流长，岐黄神农，医之源始；仲景华佗，医之圣也。在中医药学发展的长河中，临床名家辈出，促进了中医药学的迅猛发展。继承与创新是中医药事业发展的两大核心内容，继承是发展的目标，创新是发展的源头活水。深圳市名老中医是中医药学特有的智能资源，有着鲜明的学科特点和无以替代的学术地位。名老中医是将中医药学基本理论、前人经验与临床实践相结合，解决临床疑难问题的典范，代表着中医学术和临床发展的水平。他们的学术思想和临证经验是中医药学术特点、理论特质的集中体现。与浩如烟海的中医古籍文献相比，它们更加鲜活，更具可用性和现实性，是中医药学这个伟大宝库中的一笔宝贵财富。名老中医学术思想、临证经验研究，是中医继承工作最重要的组成部分。因此开展名老中医学术思想、经验传承研究具有十分重要的意义。

　　该套"深圳市名老中医系列"丛书收录的深圳名老中医均为国家级、省级名中医。这些名老中医在来深圳之前，就已经是当地颇有盛名的医家。在深圳工作的几十年中，更是结合岭南特殊的地理环境、气候特点及人群疾病特征积累了大量的临床经验，为保障深圳人民的健康做出了卓越贡献。他们医德高尚、医术精湛，"怀丹心以济世，执妙方以活人"，为患者所爱戴。同时，他们在长期的临床实践中勇于探索、勤于思考，穷岐黄奥趣，继古圣先贤，成卓然医家。深圳市从2006年开始启动"学经典、做临床"中医经典培训工作，深圳各位名老中医不辞劳苦，担任授课老师，为我市培养"铁杆中医"，其执着和卑谦深得人们钦佩。

　　深圳市卫生和人口计划生育委员会坚定贯彻落实党的十七届六中全会精神，将中医药文化纳入社会主义文化来推动其繁荣与发展。因此，我们组织策划编写该套"深圳市名老中医系列"丛书，目的是为我市积累和沉淀中医药文化，培养"铁杆"中医后继人才，记载这些名老中医为中医药事业发展的奋斗历程和卓著贡献；与此同时，大书特书名老中医作为我市行业发展的标杆作用，彰显他们的人格魅力和学术地位与作用。该套丛书共有10个分册，分别为10位深圳名老中医的学术成果和临床经验总结，本书的作者萧劲夫老先生第七个交稿，成为该套丛书的第七分册，由衷地表示祝贺！

当前，该套丛书对于市卫人委提出的"以实施重点学科建设，提升医疗水平；以加强职业道德精神建设，提升人民群众的满意度"两大提升工程具有一定的现实指导意义。所以，它不仅是深化医药卫生体制改革，全面贯彻落实《国务院关于扶持和促进中医药事业发展若干意见》的成果，而且是践行落实《中共广东省委、广东省人民政府关于建设中医药强省的决定》的成果；不仅是贯彻落实《深圳经济特区中医药条例》的成果，而且是贯彻落实我市"两大提升工程"、首批开展中医药名家师承继续教育的重大成果。由此，我们深感欣慰！

该套丛书紧密结合临床，面向临床实用，所编录的名老中医的应用经验和心得体会，不仅有对传统疗效的新认识、新运用、新经验，还有许多名老中医在长期临床实践中积累的、对传统疗效的拓展应用，颇多独到见地，能很好地启迪读者的思路。读者当在辨证论治原则的指导下，借鉴名医处方用药思路，触类旁通，举一反三，将会深受裨益与启迪。

"深圳市名老中医系列"丛书编辑委员会

2012年6月11日

序

今年是2013年，算起来我的行医生涯已整整50年了。50年来，我为中医激奋过、忧悒过、愤懑过，当然也领悟了一些精义。我曾踌躇满志地甘当中医马前卒，也曾感叹是"末代中医"。中医，作为我毕生事业的中医，我为之孜孜求索了50年。

本书付梓前，有朋友见过书稿目录，对竟然没有收入"骨质疏松"一文颇觉诧异。那是我2005年结题的一项研究——益气补肾法防治原发性骨质疏松症，号称是第一个把后基因组技术引入中医研究和骨科研究，为中医药现代研究引入生物信息学和蛋白质组学、基因芯片、高通量药物筛选等平衡技术，而且在骨质疏松和蛋白质组学研究中发现10种参与骨质疏松发生的新的蛋白质，并提出关于骨质疏松发生的新的统一理论见解，曾获国家科技成果进步奖和国家专利技术发明奖。我本想通过这项研究探索中医的研究能否摆脱对西医理论和经验的过度依赖，可是，今天看来依然落入"流俗"，因此不收入本书，我觉得这是我的长进。

本书分三个部分：第一部分是我对中医的思考。近些年来，我总有阵阵的中医危机感，但又觉得曙光在前。在这部分，读者不难看出，我以非常的兴趣，捕捉现代自然科学界的革命性的进步促使医学领域向中医理论归复的迹象；对"中西医结合"这个令国人骄傲的命题与现状，我引述了有识之士的议论，也道出了我的感言；而对那些"科学主义"者们顽固地以原子论（Atomism）的观念对中医说三道四、羞辱、打击，我愤慨地争辩，斥之为无知的执拗；此外，我以中医的观点认定并无"亚健康"等等。第二部分为我的骨伤临证见解。骨科病是中医与西医交叉领域的疾病，虽然中西医各自的观点不尽相同，但治疗技术、方法和实践经验可取长补短，为我所用，因此，临床中我虽然参照了西医的实践经验和研究进展，但力求不以偏概全，不忽略中医主体，请读者明察。第三部分是业余随笔，有些文章是我的博文，"快餐"味较浓，不过，既是随笔不妨灵活自由些，个中不乏性灵流露，如能有人碰出点火花，我会感到快慰。

本书几经取舍，虽已所剩无几，却是我到今天为止对中医的领悟，我仍在求索，往后定有变易，但呈献给读者的这些，谬误仍然难免，期盼斧正。

我的格言是："谁有信仰，有自信，有希望，有热忱，谁就年轻。"在中医的道路上我将永远以年轻的心态一路走下去。

为了中医的千秋伟业，让我们用邓铁涛老师的话共勉："中医学的前途有如万里云天，远大光明，我们的事业，任重道远。"

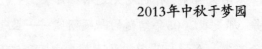

2013年中秋于梦园

目　录

第一篇　思考中医 1

第一章　中医骨科发展思考 2

第一节　对立的中医与近代西医理论体系 2

第二节　振奋的历史性发现 2

第三节　近代西医骨科的发展 4

第四节　中西医结合骨折疗法（CO派） 9

第五节　中医骨科发展的若干思考 9

第二章　《内经》有关骨伤科理论的评述 13

第一节　解剖生理 13

第二节　生理病理 15

第三节　病因病机 17

第四节　疾病诊断 22

第五节　治疗学 25

第六节　结语 26

第三章　自然科学的不断革命促使医学领域向

中医理论归复 27

第四章　21世纪的健康观 31

第五章 中医不科学是"科学主义"者无知的执拗 34

第六章 中西医结合感言 36

第七章 面对近代科技的中医 41

第八章 岭南骨伤征略 43

第九章 "超级细菌"袭来的警示谈中西医 51

第十章 中医没有"亚健康" 54

第十一章 中医! 中医! 55

第十二章 模拟中医正骨手法整复机械的研制 57

第十三章 评《肝脏象理论现代研究述评》 67

第十四章 饮片"小包装",还中药调剂本来面目 71

第二篇 临证见解 73

第一章 "识其体相, 辨清伤情"解 74

第二章 谈骨伤诊断 77

第三章 骨折的整复 84

第四章 正骨六法 93

第五章 小夹板骨折外固定与小夹板材料 101

第六章 骨折复位和固定后需"时时运动" 106

第七章 伤科之瘀 111

第八章 骨折内治法 113

第九章 骨折外用药 123

第十章 肱骨外科颈骨折诊治中的一些看法 126

第十一章　肱骨外髁骨折 129

第十二章　肱骨内上髁骨折 134

第十三章　伸直型肱骨髁上骨折 137

第十四章　肱骨髁上骨折并发肘内翻 140

第十五章　伸直型尺骨骨折合并桡骨头脱位的治疗 152

第十六章　前臂双骨折 157

第十七章　伸直型桡骨远端骨折的治疗 161

第十八章　锤状指 169

第十九章　使用嵌插手法治疗骨折端分离的指

　　　　　骨骨折 172

第二十章　胸腰段屈曲压缩型骨折治疗 175

第二十一章　保守疗法治疗腰椎间盘突出症 181

第二十二章　髌骨骨折 192

第二十三章　大面积瘢痕之慢性胫骨骨髓炎治验 195

第二十四章　不能忽视踝关节扭伤 197

第二十五章　质疑"矫枉过正" 198

第二十六章　怎样才能保持下肢骨折后的旋中位 199

第三篇　医林随笔 201

一、师承，因为我们志同道合 202

二、《岭南正骨精要》原序 203

三、现代的中医 204

四、保守与中医 …………………………………… 205

五、"中医60岁才成材" …………………………… 205

六、我享受医生生涯,心中安慰 ………………… 206

七、医生 …………………………………………… 206

八、感激 敬意 祝愿 …………………………… 208

九、体育,不仅是展示国家实力的一种方式

　　——有感亚运 …………………………… 211

十、从世界杯说起 ………………………………… 212

十一、18年后又见伍小惠 ………………………… 213

十二、我曾在阿尔卑斯山山谷兜风 ……………… 214

十三、一桩旧事 …………………………………… 214

十四、张悟本为何能忽悠成这样 ………………… 215

十五、生泥鳅不能吃

　　——漫谈保健、养生方法的普及 …………… 219

十六、12个年轻的生命 …………………………… 221

十七、求助的意义 ………………………………… 222

十八、慢生活 ……………………………………… 223

十九、外国人说太极拳 …………………………… 224

二十、向伊丽莎白·泰勒致敬 …………………… 225

参考文献 …………………………………………… 226

附件 ………………………………………………… 227

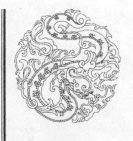

第一篇 思考中医

　　无论从我国优秀传统文化的传承角度，还是从卫生经济学、生态学、预防学和重大传染性疾病的防治角度看，中国的中医是最有前途、最重要的知识经济产业。而且当今世界正孕育着一场使医学领域向中医理论归复的惊心动魄的革命。因此，必须确立中医药在我国医疗保健体系中的主导地位，这不仅对于世界的医疗模式将产生巨大的示范意义，而且还会为人类医学做出贡献。

　　但是，在近代科学新技术不断涌现的今天，价值观念的变化和近代科学的冲击，给人造成了心理危机；知识结构与自身理论的抵触和接受了近代科学影响的青年的强烈创造欲，使中医陷入种种误区与困境。现代中医学的发展更需要睿智和沉思。

第一章　中医骨科发展思考

第一节　对立的中医与近代西医理论体系

医学的形成是从研究人体开始的，对人体的研究又是从解剖开始的。中医理论体系形成之初，也同样具有人体的大体解剖知识，这在《内经》中已有记载，从人体形成了中医的脏腑经络学说。但是由于中国缺乏变革自然的手段，解剖学难以实现器官水平的突破因而停滞。古代的医学家们没有因此而改弦易辙，去致力于解剖研究的发展道路，因为他们深刻地意识到在那样的条件下借解剖以建立医学理论体系是不可能的，而选择了"从表知里"的方法捕捉机体作为整体在自然状态下表现出来的生理、病理过程的信息，建立起具备整体性和过程性特征的中医学理论体系。

西医学是在西方"文艺复兴"开始时，在物理学、化学和数学成果形成的还原论基础上产生和发展起来的。

中医与近代西医的解剖分析的理论体系是相对立的。

中医骨科学就是在中医理论体系中发展起来的，是中医学的重要组成部分。

中医骨科学是以闭合整复骨折，动与静相结合的局部外固定，按中医辨证论治、内外用药和贯彻治疗始终的伤肢功能锻炼为主题的学科，损伤小、恢复快，对骨科领域有不可磨灭的贡献。

第二节　振奋的历史性发现

1905年以后，相对论和量子论诞生，牛顿的机械力学体系，使绝对时空观念和拉普拉斯因果决定论，受到根本性的挑战。

1926年埃尔温·薛定谔（Erwin Schrödinger）发现波动方程，沃纳·卡尔·海森堡（Werner Karl Heisenberg）等创立矩阵力学，提出不确定性原理，引发了爱因斯坦与波尔规模空前的论战，巨人的争论吹响了新的科学革命的号角。

20世纪中叶以来，数学和物理这两个现代自然科学之母，又掀起了惊天动地的变革，科学家的世界观从此发生了划时代的转变。

从简单到复杂，从局部到整体，从结构到状态，从无序到有序，从冲突到协同，从分析到综合，从平衡到非平衡，从线性区到非线性区，这些最富有革命性的理论揭示了一系列绝对异于西方传统观念的本体性原理和范畴。

1959年海森堡出版了《物理学和哲学：现代科学中的革命》一书，把这场伟大的科学革命引入哲学和思想文化领域。海森堡承认东方古代思想和现代量子论的哲学结论之间的关系一直对他有极大的魔力。他认为这场气势磅礴的新科学观与中国古代的科学哲学有惊人的相似之处。有的科学家甚至认为目前发生的这一变革是向中国道家思想的归变。

1972年格雷戈里·巴特生（Gregry Bateson）出版的《走向精神生态学》把精神定义为"生命事件"的系统现象特征。用系统观、生态观取代笛卡尔·牛顿的机械观来认识生命活动，是20世纪生命科学的重大转移。埃利雅·普里高津（Ilya Prigogine）于1980年发表了《从存在到演化》，广泛吸收了《易经》和道家著作中的思想。弗里乔夫·卡普拉（Frijot Capra）研究了中医学中"气"的概念，确立了整体论的健康观，批判了生命的机械观和生物学模式，揭示了生命的系统观。凡此种种，已经显示现代自然科学的最新理论日益抛弃自己的传统而向东方思维方式靠近，医学领域的思想革命、范式转移也正向中医理论逼近。

研究方法是每一个学科最活跃、最具决定性的要素，是科学进步的最大动力，它同样显示了归复。

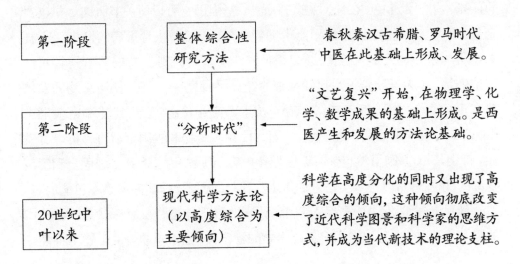

3

第三节　近代西医骨科的发展

　　紧随着研究方法所获得的成就，近代西医骨科也在发展。1895年X射线的发明，为骨折的诊断提供了有利条件，西医因而更加刻意追求骨折解剖复位和坚强固定（包括内固定和广泛的外固定），于是，"广泛固定，完全休息"便成了西医治疗骨折的原则。在这一原则下，近百年来，西医领域里虽然在手术方法、内固定器械方面不断改进，也尝试过局部及全身用药，但骨折愈合并未加快，而合并症却有所增加，查阅Giranni devigo（1460－1520）的记载，发现西医近代治疗骨折的愈合时间反而比那个年代延长了，并且还受骨折内固定术的材料腐蚀和切口感染的困扰，随着时间的推移，不少西医开始对"广泛固定，完全休息"产生了怀疑。但是西方工业的发展、冶金技术的进步，出现了生物相容性的材料，解决了化学方面生物相容性的问题，促进了内固定材料的广泛应用。

一、AO派

　　从20世纪50年代末起，由AO学派推崇的内固定技术，一直是骨折治疗领域中的经典法则。AO在建立之初，通过总结前人的经验，提出了骨折治疗的四项原则：（1）解剖复位；（2）坚强固定；（3）无创操作；（4）早期无痛活动。其核心目的是通过骨折端的加压固定和解剖结构的重建，消除骨折局部的微动，使骨折达到无骨痂性的一期愈合。如果骨折端出现骨痂，通常认为是固定不稳的征兆，应尽量避免。在骨折愈合过程中，坚强固定可以使关节肌肉尽早进行充分、主动、无痛的活动，而不需借助任何外固定，防止骨折病的发生。AO技术经历40余年的发展与普及，现已形成一个从理论原则、方法到设备、器材的完整体系，成为当今骨折治疗领域中的经典手段之一。然而，任何事物的发展都有正反两个方面，近年来，随着AO技术的应用日益广泛，其弊端也愈发突出。诸如常发生术后骨不连、感染、固定段骨质疏松和去固定后再骨折等并发症。特别是AO原则虽然包含有无创操作内容，但是，为了达到坚强固定和解剖复位的目的，常常以严重损伤骨的血供为代价，无创操作实际上是不可能的。

　　针对上述情况，AO学者对其固定原则的科学性进行反思后认为，AO技术的弊端主要是，过分追求固定系统力学的稳定性，而未重视骨的生物学特性。

二、BO技术

从20世纪90年代初开始,AO学者Gerber、Palmar等相继提出了生物学固定(biological osteosynthesis,BO)的新概念,强调骨折治疗要重视骨的生物学特性,不破坏骨生长发育的正常生理环境。其内容主要包括:远离骨折部位进行复位,以保护骨折局部软组织的附着;不强求骨折的解剖复位,但关节内骨折仍要求解剖复位;使用低弹性模量的内固定物;减少内固定物与骨质之间的接触面积等。不难看出,BO的核心宗旨是保护骨的血供。在BO的作用下,骨折愈合为典型的二期愈合,即骨愈合经历血肿机化、骨痂形成和骨痂塑形等阶段,表现在X线平片上的大量外骨痂生成。与既往AO追求的无骨痂性一期愈合相反,BO认为,骨痂的出现提示骨折愈合出现积极的反应,是一种受欢迎的象征。

迄今为止,BO并未建立一个确定的内涵。其基本概念是,在骨折的复位固定过程中,重视骨的生物学特性,最大限度地保护骨折局部的血供,而不骚扰骨的生理环境,使骨折的愈合速度更快,防止各种并发症的发生。从其概念可以看出,BO的外延较广泛,而内涵则不确定,概而言之,凡能保护骨血供的骨折治疗手段和技术,均可看做BO范畴。因此,从这一点讲,BO并非是一种理论体系,而是一种"策略",BO的概念里骨折愈合并非像既往AO那样追求一期愈合,而是二期愈合。

1. 间接复位

间接复位技术最早由AO学者Mast等于1989年提出,其基本原理是,常规切口进入骨折部位后,不剥离骨膜,在骨膜外用器械或者钢板和器械联合应用,牵引骨折的远近两端,使骨膜产生张力,借助骨膜和其他软组织的梳理和挤压,使骨折碎片得以复位,必要时可利用带尖的复位钳帮助并维持复位,复位满意后再行钢板内固定。间接复位的关键之处在于,保护骨折碎片和骨膜及软组织间的附着,避免广泛的剥离和暴露,不强求解剖复位,推挤骨折复位的动力主要来自骨膜和软组织本身。由于骨端血供破坏较少,骨愈合的速度较直视下的解剖复位明显加快,这对粉碎性骨折尤为有利。间接复位的疗效难以单独评价,因为骨折复位后必须配合固定,方能取得疗效。Hessmann等回顾性地分析了应用间接复位和支撑钢板治疗肱骨近端骨折的疗效，98例患者在术后平均34个月进行测评，优良率为76%。功能欠佳的原因主要是由于骨畸形连接，X线显示有4%的病例出现缺血性骨坏死、无骨不连的发生。Chrisovitsinos等对20例股骨粉碎性骨折经间接复位和生物学内固定治疗的患者，进行了长达1—4.5年的随访，其中包括11例粗隆下、6例股骨干和3例髁上骨折。内固定物选用动力髁螺钉、加压钢板、有限接触钢板和支撑钢板等，术后平均5个月骨折全部愈合，4例有轻度膝关节僵硬，4例下肢短缩1—2厘米。

2. 不扩髓髓内钉固定术

近年来，交锁髓内钉固定术逐渐发展成为治疗长骨干骨折的主流技术。在髓内钉插入时，采用扩髓还是不扩髓的争议由来已久。尽管如此，由于扩髓造成髓内血管损伤，或脂肪栓塞综合征等并发症发生，目前总的趋势是，髓内钉固定时，越来越多的人倾向于采用不扩髓技术。Blum等采用逆行不扩髓髓内钉技术治疗100例肱骨干骨折，90%的肩关节和86%的肘关节获得了优良的功能恢复，3例患者需要再手术治疗，与顺行的扩随法相比，本方法骨折愈合的速度和质量具有明显优势，而且并发桡神经损伤的概率也低。

3. 微创内固定不接触钢板

微创钢板内固定术（minimally invasive plate osteosynthesis, MIPO）是近代在BO思想指导下发展起来的一项新技术，其设计思路也是为了保护骨折的血供。从1997年Krettk等首次报告MIPO的应用以来，该技术已发展成为微创固定系统（less invasive stabilization system, LISS），拥有规定的手术步骤、专门设计的内植物和操作器械。在固定骨骼时，LISS位于肌下骨膜外，与骨膜之间有一层窄窄的缝隙，因此，可以看做是一种"不接触"钢板。

4. 改进接骨板形成生物学钢板

有资料表明，在破坏骨血供的因素中，接骨板的贴骨面形状和面积最为重要，而接骨板的材料性质则无足轻重。近年来在BO思想指导下，围绕接骨板的形状进行了许多改良，先后有有限接触动力加压接骨板（limited contact dynamic compression plate, LC-DCP）、点状接触接骨板（point contact fixator, PC-Fix）、不接触钢板、梯形钢板以及波形接骨板等相继问世，其设计的目的都是尽量减少内固定与骨皮质的接触，更符合BO概念的需要。传统的AO动力加压接骨板（dynamic compression plate, DCP）具有平滑的贴骨面，当固定后与骨皮质的接触面积较大，故对骨血供的损伤也更严重。应用双亚磺蓝行微血管里造影，观察DCP对完整骨皮质血供的影响，发现术后10分钟，板下和邻近的皮质骨即有缺血表现，24小时后缺血区波及全部板下和邻近区域的皮质骨，4周后缺血区域逐渐地缩小，12周后板下血供才完全恢复。鉴于DCP对骨血供的损伤，LC-DCP除了在贴骨面的形状有所改变之外，固定方法与DCP相似，PC-Fix则不同，其固定原理与外固定架类似，并且使用单则皮质骨螺钉把持，对骨皮质血供的损伤更小。而波形和桥接式接骨板，除了减少对骨折局部血供的损伤之外，还改变了接骨板的载荷方式，使接骨板承受纯粹的张应力。生物学钢板近年来临床应用日益增多，Hofer等应用PC-Fix治疗38例前臂骨折的患者，通过定期X线观察，发现PC-Fix能显著加快骨折愈合，且81%的骨折部出现大量外骨痂，是典型的二期愈合方式。

5. 组合式固定技术

高能创伤导致的小腿粉碎性开放骨折，常伴有软组织的广泛损伤，为了尽早恢复肢体的功能，骨折的固定必须达到力学上的稳定，又不能加重骨血供的损伤。应用有限内固定结合外固定架技术（combined fixation techniques, CFT），可以达到既不增加对骨的创伤，又能提供固定的稳定。Gerber认为，尽管CFT相较MIPO而言，对骨的继发创伤稍大，但是该技术吸收了内外固定的优点，在外固定情况下，可以达到真正的弹性固定，便于调整固定系统的力学性能，还可以矫正对位畸形。可同时达到力学稳定和保护骨生物学特性上的双重满意。目前CFT中，钢板或螺钉的置入仍需切开暴露骨折部。

BO技术属于发展中的新概念，而非成熟的理论体系，虽然各种与BO策略相关的基础和临床研究日渐增多，真正被认为可以推广的并不多，更多的报告是探索性的，许多方法还存在技术和理论上的缺陷。例如，应用间接复位和MIPO技术时，术者面临的最大问题是，术后如何确认骨折端的对位、对线和长度达到了功能复位的要求。虽然有人设计了一些测量方法，但这些方法并非在手术中总是可用的。目前临床在实行MIPO时，所用钢板均为常规切开复位所设计，缺乏专用钢板，给手术操作带来很大困难。此外，从文献报告的BO技术应用情况来看，普遍存在着例数较少、缺乏对照、手术时间偏长等问题；手术对象仅限于下肢的股骨和胫骨，对实施者、术中X线透视和器械的要求也比较高等。

尽管如此，虽然BO技术进入临床才短短几年，但与传统方法相比，在促进骨折愈合、降低骨不连及延迟连接、骨髓炎及内固定断裂、减少自体骨移植的概率等方面，已经显示出其显著的优越性。因此，随着对骨生物学特性作用认识的提高，BO技术必将在未来的骨折治疗中扮演重要角色。

三、影像导航骨科临床应用进展

骨科手术导航系统是近代发展起来的新技术，在国外，尤其是欧美发达国家已经有较多的应用，获得了比较成功的经验，骨科手术导航系统能够让骨科医生以细到毫米的精确度，根据病人的解剖情况，确定手术器械的位置。它将医疗成像与手术进程中的手术器械和植入物的定位紧密结合在一起，改革了传统的手术方式，使骨科医生可以更安全、更精确地开展更复杂的手术。

四、骨科微创技术

该技术在20世纪70年代就已应用于临床，如经皮穿刺腰椎间盘切除术，但微创技术作为一种新兴的手术概念的兴起，它强调的不仅仅是一个小切口，而且非常强调在获得常规外科手术效果的前提下，通过精确的定位，减少手术对周围组织的创伤和对病人生理功能的干扰，降低围术期并发症，促使病人早期康复。近年来，随着窥镜技术、各种影像及导航系统及骨科器械的不断发展和更新，骨科微创技术在临床上得到了越来越广泛的应用。

微创技术在操作时必须具备相关的条件，并经专门的培训及考核后方能用于临床。虽然对微创技术的适应证、长期疗效、经济性、临床应用价值还存在着相当大的争议，但微创技术仍是近来发展最迅速的外科手术，因为病人直接体会到快速的康复与良好的美容效果。相信随着骨科器械的不断改进，新型固定材料与融合代替物的出现，还有内窥镜成像、计算机导航与立体定位以及电脑控制机械手臂等技术的不断完善，将会显著提高微创技术的准确性、成功率及临床疗效，微创技术将会是外科手术发展的一个方向。

第四节　中西医结合骨折疗法（CO派）

从研究的对象来看,中医与西医存在着一些交叉领域,即整体层次上的器官和组织,如骨骼、肌肉等等,对于交叉领域的疾病,尽管中西医各自的生理病理观不尽相同,但治疗技术、方法和经验可以相互取长补短,为我所用。以方先之、尚天裕为首创造的中西医结合骨折疗法便是个成功的例子。CO派在国外也引起了很大的关注,得到不少学者的肯定和称赞:"我们治疗骨折靠刀,你们靠手,这需要更高超的技术。"（法国布莱梅卫生部长Briiker）"中国人的脑子在想巧妙接骨,我们的脑子僵化了,应该学习。"（意大利米兰骨科研究所所长Zerb）"中国的治疗（骨折）方法有哲学道理,值得推广。"（罗马大学教授、创伤外科杂志主编Monticelli）

尽管如此,在我国,这种卓越的骨折治疗体系却日渐萎缩,有逐渐被近代的西医治疗骨折的方法所替代的趋势。虽然CO派也相继做了实验研究,但是看来于事无补。

在中西医结合治疗2000年展望会上,尚天裕和他的助手们感叹:"中西医结合骨折疗法是以中医治疗骨折的理论为基础,增添了一些西医科学方法发展起来的,走一种具有我国独特风格的疗法,但是由于习惯势力和学术偏见,开展起来阻力很大。"

第五节　中医骨科发展的若干思考

（1）虽然新的科学革命向着中国古代哲学思想归复,医学领域的思想革命逼近中医的理论,但是当前我国医学领域里的景象又如何呢? 就骨科而言,时至今日,西医骨科的发展,都是在努力追求减少损伤、加快恢复的治疗方法,而这正是中医骨科的特色,但我们中医骨科界好多人却在重复着西方行将放弃的方法,使已很成功的中西医结合骨折疗法得不到持续发展,任其湮灭。

2003年,中西医结合骨折疗法的创建者,一代宗师尚天裕带着事业上的遗憾离去了。美国学者阿尔温·托夫勒曾指出:"中国自己就可以成为科学、思想发展的源泉,中国自己就可以成为生产者,它有这种潜力和能力。中国不仅是一个知识消费者，它还是一个制造者。文化的产品或者文化的生产过去一直是西方往东方流动，那么，现在它可能由东方流向西方。"

在这种新的文化与科学潮流涌现的前夜，面对"中西医结合"大业，我们有什么理由"重西轻中""以西代中"呢？

（2）任何一门学科只有开放兼容才能实现其主体发展，但任何一门学科的兼容又都不是盲目兼收并蓄，中医必须按中医自身规律去发展，恪守中医学整体性、过程性为代表的科学成果来研究和发展中医。中医骨科治疗骨伤损伤少、恢复快。尽管近代西医在骨折复位上，正努力探索减少损伤的骨折整复及固定的新技术，但还是要切开皮肉，借助器械开放复位，较之中医的闭合复位，其损伤依然是大的。小夹板局部外固定，不但控制了骨折局部不利于伤者骨折愈合的活动，从而防止发生畸形，还使骨折治疗早期功能活动获得保障。而早期功能活动又为骨折愈合提供合适力学环境。在局部外固定下早期的肌肉收缩活动可形成周期性压力载荷给骨折产生间断的压缩应力和振荡活动，使骨骼加速了适应性，有利于骨痂的成熟。并且通过肌间隔"不可压缩液体效应"的作用，而使肌肉包绕的骨折处达到相对稳定状态，使骨折在愈合早期就在局部承担一定载荷，促进骨折愈合。同时主动的肌肉收缩增加了肌肉容积和力量，降低肌肉的疲劳性加速恢复关节和肌肉的功能。由于功能活动能给骨折处提供更多生理应力刺激，从而转换成电刺激细胞增生而促进骨痂形成，生理应力刺激使前列腺素释放增加，产生一系列生物化学和细胞生物学的反应，有利刺激骨形成。功能活动刺激早期的血管进入骨折处，促进骨折局部血循环和矿化。肌肉有节制地收缩所产生的内在动力，在局部外固定的控制下，有自动复位的作用，是矫正骨折残余全移位的主要因素。闭合骨折复位、局部小夹板外固定、早期功能锻炼是中医正骨学的内涵。继骨折复位后，局部小夹板外固定和伴随整个治疗过程中的功能锻炼体现了中医正骨学的特色。

近代西医新的内固定技术，在骨膜外安放少接触骨膜或不接触骨膜固定器材或不扩髓，虽然较紧贴骨膜的钢板，少了些压迫，骨膜的血运影响减少，或避免髓腔内血管过多损伤，但是钢板内固定仍然存在应力遮挡，干扰了骨折的愈合，并可能带来一系列的"生物力学不相容性"的弊端。

无疑，中医局部小夹板外固定具有优势，但是局部小夹板外固定主要是交由患者管理的，这并不可靠，可能因夹板的松紧不当而出现骨折再移位，或者导致压垫形成压迫性溃疡。

笔者认为在骨折固定上，中医正骨的局部外固定不足之处是不可靠；而西医骨科内固定至今尚存在应力遮挡。如何使中医外固定可靠，怎样兼容现在的科技及西医的技术与方法，是我们的一个课题。

据说吉林大学白求恩医学部徐莘香教授曾在瑞士AO中心工作过一段时间，现在提出了一期骨折愈合和二期骨折愈合之外的第三种骨折愈合方式，改进了AO加压钢板制成梯形钢板，以求达到骨折局部有较坚强的固定，又具有一定的弹性，有利于骨痂形成，经过临床试用取得初步成效，企求在绝对固定和相对固定两派之间走第三条道路。这个信息，给我们一个很好的启迪。

（3）闭合手法整复骨折，是治疗骨折的第一步骤。自古以来治疗骨折都要求"知其体相，识其部位，一旦临证，机触于外，巧生于内"。手法整复骨折，《医宗金鉴》归纳正骨八法，尚天裕20世纪50年代总结七种手法。各种手法是分解手法，具体运用到整复某种骨折时，则要选择合适的手法组成"套路"，这大概就是"巧"之所在，需整复者有些悟性了。虽然闭合手法整复骨折是在表皮施行，但涉及其下的组织，如果使用不当仍然会造成如骨折附近的肌肉、血管、神经的损伤。

正确地施行正骨手法，可以借助软组织夹板的作用，使移位的骨折端得到最佳对合。中医正骨医生凭着熟练的技巧、坚强的臂力和握力在多个整复者的默契配合下，营造一个理想的状态而达到骨折复位的目的，但是人力牵引是不能恒定的，这种理想的状态在不断变化，仅是瞬间存在，整复者在整复过程中就是努力捕捉这一瞬间。事实上，由于拔伸牵引力的不恒定、不均匀，在前臂骨折中就有20%－40%的病例发生骨折两端旋转或成角。因此，要达到闭合徒手整复骨折理想的效果，是有难度的，因为徒手难以满足整复时的力学需求。研造能够模拟中医正骨手法的机械，在严谨的力学原理保障下，才有可能使中医正骨手法达到力学上的完美境界。

（4）在中医骨伤科领域，《内经》理论造就了内治法，在外有所伤、内有所损的整体观指导下，经过后世医家不断发展，丰富了中医骨伤科的内治法。在一段历史时期里，中医骨伤科治疗首要任务是挽救生命，诸如止血、消肿、止痛、破伤风疗法等都积累了经验。公元326－341年，东晋时期葛洪开始使用竹夹板外固定骨折。公元624年，太医署设立了我国最早期的骨科——按摩科，确定了对骨折脱位的整复方案。公元841－846年间，唐代蔺道人提出了骨折疗法治疗观——整体观念、辨证论治、筋骨并重、动静结合，产生整复、固定、活动的骨折三治法，奠定了骨科辨证论治基础，从此，内外并治法逐渐形成完整的中医骨伤科治疗学。

从中医正骨的总体来看，长期以来只是倾向于实践经验的总结和手法技巧的探讨，而忽视了理论的研究与拓展，所以不仅骨伤科专著留下的很少，就是能系统阐述损伤生理、病理或治疗理论的学说也不多。

医学理论是指导临床的，重临床轻理论是外行或急功近利的做法。古代医家积累了丰富的伤科方药，这些方药是以中医理论、病理和病机为基础拟定的，中药内外治疗对止痛、消肿和生骨有作用，而中西医结合骨折疗法内治的三期用药不能体现辨证论治，把中医对疾病演变过程的丰富内涵简单化了。从中医伤科用药切入来探索开发中医正骨的理论，笔者认为比较切实可行。如果脱离了中医学理论，是无从辨证论治的，中医骨伤科内治法亦将失色，我们应该继承先辈的精神，应用与中医本质相一致的研究方法，着力于骨伤科内治疗的探索与研究，全面发扬与发展中医骨伤科治疗法。

（5）诚然，中医界有学问精深并毕生为中医事业奋力抗争的一代大家，有对中医学前途胸怀卓见的学者，也有中医后起精英，但我们仍然在担忧中医的后继人才。邓铁涛说："人才是根本，百年树人，必须把中医教育搞好……注意如何培养出在中医方面具有水平的人才，这种人才既不同于老中医，也不是中西结合医。"目前，从中医教育规模上讲，确实史无前例，培养出了大批专科生、本科生、研究生，许多中医学院也相继升级为大学，规模上去了，教育内涵却没有上去。培养出来的各类专业学生，不少对中医信仰缺失。诸多现象表明当前我们的中医教育存在问题。作为培养中医人才的最高学府40多年来教育形式和教育方法，基本上是模仿现代医学教育，如何创立一套有中医特色的教育模式，应该是时候了。鉴于中医教育有"只能意会，不可言传"的特点，因为中医学要有细微、精深的"内证实验"与理性思考，这就需要学习者有悟性和自身修养才能实现这种能力，在生源上，笔者认为应有所考虑，报考中医院校的学生必须具有一定相关的素质，像报考艺术类专业一样。

（6）纵观中医历史，是发展的历史，从《伤寒论》到温病学足见中医与时俱进，就骨科而言，也依据中医的理论体系建立起极具特色的中医骨科治疗学。而且中医理论，对世界医疗模式乃至未来医学发展方向都将产生影响。但是，在近代科学新技术的不断涌现的今天，由于价值观念的变化和近代科学的冲击，给人造成了心理危机；知识结构与自身理论的抵触和接受了近代科学影响的青年强烈的创新欲等，使中医陷入种种误区和困境。因此，现代中医学的发展更需要睿智和沉思。

（全国中医骨伤科新进展讲座讲稿·2005）

第二章 《内经》有关骨伤科理论的评述

《内经》全面地阐述了中医学理论体系的系统结构，反映出中医学的理论原则和学术思想，奠定了中医学的发展基础，后世名家、流派，都是在《内经》的理论基础上发展起来的。在骨科领域，《内经》理论造就了内治法，是中医骨科的鲜明特色。

第一节 解剖生理

医学的形成是从研究人体开始的，对人体的研究又是从人体解剖开始的。中医理论体系形成之初，也同样是具有人体的大体解剖知识，在《内经》中已有记载，从而形成了中医的脏腑经络学说。《灵枢·经水》也认为："若夫八尺之士，皮肉在此，外可度量切循而得之，其死可解剖而视之。"《灵枢·骨度》基于解剖的知识，记载了人体骨骼系统的大体结构及各长干骨之长短；对骨、关节的构造及筋、骨、肌肉等组织都有大体的解剖形态的记载。虽然其中有些混杂，有的也只是概念性的，但却是《内经》有关理论的依据。

一、解剖结构

1. 骨

《内经》指出的骨骼某些功能："骨为干"（《灵枢·经脉》），"骨属屈伸"（《灵枢·决气》），"骨者髓之府"（《素问·脉要精微论》），"骨之属者，骨空之所以受益而益脑髓者也"（《灵枢·卫气失常》）。骨骼在人体有支架、杠杆以及贮藏骨髓的作用。

"经脉者，所以行血气而营阴阳，濡筋骨，利关节者也。"（《灵枢·本藏》）说明关节与气血的关系。

2. 筋

《内经》关于"筋"，除了称"筋"之外，还有"筋膜""经筋""宗筋"等名称，但统称为筋，其功能："筋为刚"（《灵枢·经脉》），"宗筋主束骨而利机关也"（《素问·痿论》），"诸筋者，皆属于节"（《素问·五脏生成论》），筋对关节有稳定和动力作用。

"经脉者，所以运行血气而营阴阳，濡筋骨，利关节也。"（《灵枢·本藏》）"肝主身之筋膜。"（《素问·痿论》）说明关节与气血的关系。

《灵枢·经筋》列十二经筋，所以凡肢体运动功能障碍或丧失之病变，皆责于筋："病在筋，筋挛节痛，不可以行，名曰筋痹"（《素问·长刺节论》），"痹……在于筋，则屈不伸"（《素问·痹论》），"经筋之病，寒则反折筋急，热则筋弛纵不收，阴痿不用"（《灵枢·经筋》）。《灵枢》对十二经筋的描述，受经络学说影响，总之《内经》之"筋"，是中医骨科基本理论的重要名词，其实质包括肌腱组织和周围神经组织，稳定关节，是关节的动力，气血滋养关节。

3. 肌肉

"肉为墙"（《灵枢·经脉》），说明肌肉起保护作用。"脾主身之肌肉"（《素问·痿论》），说明肌肉之滋养所依靠的津液、血皆来源于脾胃消化五谷精微。

骨、筋、肌肉是中医骨科骨伤病的主要病变组织。另有关血脉与现代所称的血管一致，皮与皮肤组织相同。

二、血液循环

"心主身之血脉"（《素问·痿论》），"心者……其充在血脉"（《素问·六节脏象论》），"血气之输，输于诸络"（《灵枢·卫气失常》）。

气血学说理论是生理病理的理论依据，这些概念名词在此后的一千多年的临床实践中一直起着理论指导作用。

必须指出：由于中国缺乏变革自然的手段，解剖学因难以实现器官水平的突破而停滞，古代的医学家们没有因此而改弦易辙，去致力于解剖研究的发展道路，而选择了"从表知里"的方法捕捉机体作为整体在自然状态下表现出来的生理、病理过程的信息，从而建立起具备整体性和过程性特征、与近代西医的解剖分析相对立的中医学理论体系。

三、整体观念的指导思想

骨科基本理念形成的一个重要基础是整体观念的指导思想。《内经》以整体观念支配全书。其精神实质认为人体是一个整体，五脏六腑和体表各器官相互之间、内外之间都密切联系。而且人也受自然界影响，必须与自然相适应，有"天人合一"的认识。在整体观念指导下，依据一定的解剖生理认识，再运用阴阳五行学说进行推理和解释，从而形成生理、病理、病因、病机等理论。

第二节　生理病理

一、气血学说与骨伤的关系

1. 气血学说是中医学的基础理论之一

《素问·天元纪大论》中指出了"气"的生化形成，也阐明了"气"是人体内一切"变化""生杀"最基本的元素，是人体内运行变化的精微物质以及脏腑组织的功能活动表现的统称。脏腑功能乃至生命活动的表现，都是气的生化所致。这种功能表现的产生过程，又称"气化"。因此，全身组织都有"气"，如食入胃的水谷之气、呼吸之气（宗气）、脏腑经络之气等。而且也将致病的因素称为"气"，有"邪气""淫气"。对全身生理影响较大的气，则有元气、卫气和营气。"血"的形成是：水谷之气→营气→津液→血，"肝受血而能视，足受血而能步，掌受血而能握，指受血而能摄"（《素问·五脏生成篇》）。"津液"，津和液的全称，实指卫气和营气中有形物质，津随卫气而散布，有濡润肌肉，充养皮肤的作用；液是营气变化，在体内则循环于脉道，内注于骨髓、关节、脏器之中，是滋润骨、关节、脑髓，灌输脏腑孔窍的营养物质。故有"关节液""髓液""五脏六腑之津液"之称。津液还是气和血、骨髓的媒介物质。

2. 气与血的关系

《内经》认为气血二者相互生化，相互为用而营养机体和具备防御能力。"气归于权衡，权衡以平"（《素问·经脉别论》），后来《难经》提出了血的运行是依赖于气的推动，而血又是气的物质基础，即气是动力，血为能源。《内经》把一切病理变化都归咎于气血不运行——凝血。如《素问》中的《五脏生成论》《痹论》《痿论》关于厥、痹、痿的论述，是《内经》病理理论的核心内容之一。气血津液对运动系统的主要组织骨、筋、肌肉有滋养的保卫作用，这些组织的营养依赖气血津液，才能有正常的功能。《内经》有肝主筋、肝生筋、脾主肌肉、脾生肉，肾主骨的理论，均强调此依赖性，也就是气血津液生化之源的功能必须正常。《内经》的这一理论观点，成为后世调治筋、肌肉伤病从肝、脾诊治的依据，而其实质即调气血。这是两千年前古人对运动系统的组织及功能和气、血、津液之间关系的理论，而这一理论，指导了汉代以后近两千年的临床实践，且在实践中不断丰富。

二、肾及肾主骨的理论

《内经》"肾主骨"学说，主要内容是：（1）认为肾藏的精、所主的液可以生化骨髓，骨髓可以滋养骨骼的生理关系；（2）肾与骨病机上的相互影响的理论；（3）"腰为肾之府"的概念。肾精虽为先天禀赋，但须依靠后天气、血、津液滋养。"肾者，水藏，主津液"（《素问·逆调论》），指的是肾又调节津液，津液中的精华，化为卫气，注于血脉和骨髓，其糟粕则经膀胱排于体外。"腰者肾之府，转摇不能，肾将惫矣。"（《素问·脉要精微论》）腰被作为六腑之外一府，说明腰在人体的重要作用，腰是肾之府，即腰受肾精的滋养。肾受病表现在腰病，"……骨伤则内动肾，肾动则冬病胀，腰痛。"（《素问·刺要论》）"因而强力，肾气乃伤，高骨乃坏。"（《素问·生气通天论》）

《内经》肾主骨的理论，是长期临床实践的归纳，长期指导着临床实践。自汉代以来，肾主骨的理论指导了骨折、筋骨痹、腰痛、骨疽、骨肿瘤的诊断与治疗。

三、经络学说

经络学说是《内经》论述经络的生理功能、病理变化以及在诊断和治疗上应用的理论。"经脉者，所以行血气……"（《灵枢·本藏》）显然，经络是气血运行的通路，故有"经脉""经络"之称。经络纵横交错，还是体表与内脏联络的通路。创伤骨病的诊断治疗，在不同范围、不同程度上都运用了经络学说；特别是筋骨痹、腰腿痛的诊断治疗，主要是依据经络学说作指导理论的。《内经》把筋骨痹按不同部位位列于十二经脉。在创伤方面，后世更形成唯经络学说为辨证论治为主要理论依据的伤科学派，如薛己学派、少林寺派等。在骨痛疽和骨肿瘤的诊断治疗上，也往往依据部位、所属经络，寻求所联系的脏腑进行辨证施治。

第三节　病因病机

人体受外力打击或跌跤而伤，为外伤；超过运动系统所能承受的运动或劳作，或长期不运动，致使筋脉骨肉缺乏气血营养等所造的损害，为劳伤。《内经》把一切致病因素统称"邪气"。而人体的抗病能力则称为"正气"。"正气内存，邪不相干"（《素问·刺要论》），"邪之所凑，其气必虚"（《素问·评热病论》）是主要的病理机制。

在骨科病因里，有外伤，有劳损，两者都损伤气血，继而导致肌肉筋骨失养，正气虚弱，遇到六淫所侵，便会产生肌肉筋骨的痹痛病、骨痛疽、骨肿瘤等。外伤出血或六淫、七情、饮食不节均可造成气血运行紊乱而出现"瘀"，瘀形成，正气虚弱亦生痹、痛、疽、瘤。

一、外伤病机

1. 亡血耗气，气伤则痛，形伤则肿

金疮跌仆，引起外内出血，致使伤血耗气，威胁生命健康。

从骨科的角度来看，《素问·阴阳应象大论》的病机："气伤痛，形伤肿。故先痛而后肿者，气伤形也；先肿而后痛者，形伤气也。"应理解为，气是要宣通运行的，气受伤则壅闭不通，故疼痛，形为实质组织，受伤后血脉破裂出血而形成肿胀。因此，在临床症状上，受伤后疼痛而后肿者，是由于气受伤，气机闭塞，血脉瘀滞继发组织受损，而出现肿胀，所以"气伤形"。如果先出现肿胀而继发疼痛，则是形体组织受伤后，气机随之瘀滞而出现疼痛，所以"形伤气"。《内经》依据气血理论，说明了创伤后痛和肿的病机是因气血紊乱。

2. 外有所伤，内有所损

"……骨伤则内动肾……"（《素问·刺要论》）"有所堕恐，喘出于肝，淫气害脾。""度（渡）水跌仆，喘出于肾与骨。"（《素问·经脉别论》）《内经》认为，人体体表组织损伤，不仅损伤气血，也必然影响内脏功能，导致内脏病变。

3. 恶血留内，发为痹痛

"……若有所堕坠，恶血在内不去，卒然喜怒不节，饮食不适，寒温不时，腠理闭而不通，其开而遇风寒，则血气凝结，与故邪相袭，则为寒痹。"（《灵枢·贼风》）外伤后，组织内出血不能消散，成为有害于人体的血，《内经》所称"恶血"，即今之所言"瘀血"。停留于肌肉筋骨之内，如果喜怒不节，饮食失调，对气候变化不能很好调摄，使腠理开合功能失常，这时遇见风寒，与"恶血"结合伤寒人体，导致寒痹。

二、劳伤病机

《内经》关于劳伤引起的病理变化，有二：

1. 劳伤损害气血与筋骨

"五劳所伤：久视伤血，久卧伤气，久坐伤肉，久立伤骨，久行伤筋，是谓五劳所伤。"（《素问·宣明五气篇》）五脏之气若用之过甚则有所伤。久视则劳于心而伤血，久卧则劳于肺而伤气，久坐则劳于脾而伤肉，久立则劳于肾而伤骨，久行即劳于肝而伤筋。五劳之中视、立、行属动，卧、坐则不运动，动与不运动都有劳伤，损伤气血筋骨及肌肉。

2. 劳伤与内脏的关系

"有所用力举重，若入房过度，汗出浴水，则伤肾。"（《灵枢·邪气藏府病形》）"因而强力，肾气乃伤，高骨乃坏。"（《素问·生气通天论》）"持重远行，汗出于肾；疾走恐惧，汗出于肝；摇体劳苦，汗出于脾。"（《素问·经脉别论》）劳伤先致气血紊乱，结果损耗正气，受外邪而致它病，且影响到脏器功能，引起全身病变。

三、外邪致病的病机

1. 风邪性动，凝血致痹

风邪，是一种善行而数变的外邪，侵入人体时，它的病变也是多端的。所以说："故风者，百病之长也，至其变化。乃为他病也，无常方，然致有风气也。"（《素问·风论》）"卧出而风吹之，血凝于肤者为痹；凝于脉者为泣；凝于足者为厥，此三者，血行不得反其空，故为痹厥也。"（《素问·五脏生成论》）外邪侵袭，使血凝滞，凝于皮肤则皮肤麻木不通，凝于血脉则血行发生障碍，凝于足则足失所养而冷逆，这是血行障碍病变。

2. 寒邪伤肾，疼痛收引

（1）伤肾阳

"阴胜则阳病。"（《素问·阴阳应象大论》）寒为阴邪，寒邪犯人，必伤阳气。阳气是人体生长发育、生理功能及动力的表现，因此，"阳气者，若天与日，失其所则折寿而不彰。"（《素问·生气通天论》）肾为全身阳气的源泉，寒邪伤阳，即是伤肾之阳气。

（2）伤气致痛

"痛者，寒气多也，有寒故痛也。"（《素问·痹论篇》）气为阳，血为阴，寒邪伤阳，卫气不因，寒邪乘势入侵，"寒气入经而稽迟，泣而不行，客于脉外则血少，客于脉中则气不通，故卒然而痛。"（《素问·举痛论》）寒入侵于经脉之中，迫使血脉流行不畅而血少，血行脉中，气行脉外，寒邪客脉中，不仅使血行凝滞，且气也随之不通，不通则痛，所以突然作痛。

（3）筋脉收引

"诸寒收引，皆属于肾。"（《素问·至真要大论》）寒症而发生的筋脉收缩引急，属于肾经，这是因为："诸病水液，澄澈清冷，皆属于寒。"（《素问·至真要论》）由于肾阳不振，不能调节水液，而引发寒的疾病，即"阴胜则寒"（《素问·阴阳应象大论》）。

概括起来其病理变化是：寒邪伤人，伤肾阳→伤气→血凝→筋脉收引。

（4）湿邪伤肉，肿胀不仁

温邪重着。人感受湿邪，可因天气雨水雾露之湿；也可是居处湿地，水中作业之湿；或因脾虚，运化欠佳，不能化水湿，形成内湿。"地之湿气感，则害皮肉筋脉。"（《素问·阴阳应象大论》）湿气入侵人体，留而不去，使荣卫之气不行，则损伤皮肉经脉。"湿淫所胜……附踵骨痛。"（《素问·至真要论》）"有渐于湿，以水为事，若有所留，居处相湿，肌肉濡渍，痹而不仁，发为肉痿。"（《素问·痿论》）湿气偏胜，湿邪弥漫，气血闭塞不通，则皮肤肿骨疼痛。外湿邪侵入，本身湿气也偏胜，外湿就留于体内，肌肉为湿所浸渍，而生麻木不仁之肉痿。"诸湿肿满，皆属于脾。"（《素问·至真要论》）脾虚不能运化水湿，而出现肿胀。

四、瘀的病因病机

《内经》尚无"瘀"一词，却有"恶血""血凝"的论述。"……若有所堕坠，恶血在内而不去……"（《灵枢·贼风》）显然这里指的是外伤，而导致出血，这是有害人体的血，停留体内，就是今之瘀血。"痹……在于脉则血凝而不流。"（《素问·痹论》）这里所指的"血凝"是外邪所致，"血凝"而形成痹之病。在骨科而言，无论外伤或外邪入侵，"瘀"都是一切疾病的病理机能的核心，这也是自战国至汉代这一时期形成的病因病机的重要理论之一，是骨科的重要病理学说。就"瘀"的角度，也证明《内经》外有所伤、内有所损的正确性。

现代医学研究也证明了因压伤所致局部缺血对机体引起局部及全身的双重反应。局部反应的主要表现是压伤部位的红肿、压痛、肢体功能障碍，局部血流明显减少，其中包括中小动、静脉及微循环的障碍，伤后X线造影显示，动脉萎缩狭窄，静脉扩张而血流瘀滞。局部压伤引起全身反应，主要是血液流变学指标明显异常，如全血黏度、血浆黏度、血球沉降率、纤维蛋白原明显增高，血小板聚集功能亢进、血栓素增多，均提示机体全身凝血机制失调，处于高度浓黏度状态，于血液流变性改变同时，微循环形态及流态也明显改变，如血管模糊，欠光滑，毛细血管网隐没，血流呈断线状等血瘀的特征性改变。如果长时间挤压，动脉处于高度紧张及疼痛的应激状态，则必然引起交感肾上腺系统的亢进，促进了血管的痉挛，自由基分解能力下降，引起许多脏器功能和形态的改变。病理组织学检查表明，压伤后动物肾、肺、肝、肾上腺等脏器出现肿胀瘀血，毛细血管扩张，细胞聚集变化。电镜检查可见相同的超显微结构改变，这些都不同程度地引起脏器功能减退，严重者甚至引起脏器功能衰竭。

李东垣对伤科瘀血留内的看法："夫从高坠下，恶血留于内……血者，皆肝之所主，恶血必归于肝。不问何经之伤，必留于胁下。盖肝主血故也。"他还认为"诸痛，皆属于肝木，既败血凝滞，从其属入于肝也。从高坠下，逆其上行之血气，非肝而何？……以破血行经之药治之。"（《医学发明》卷三）关于复元活血汤，李氏有如是说："……肝胆之经，俱行于胁下……宜以柴胡为引，用为君，以当归和血脉；又急者，痛也，甘草缓其急，亦能生新血，阳生阴长故也，为臣；穿山甲、花粉、桃仁、红花，破血润血为之佐；大黄酒制，以荡涤败血，为之使。气味和合，气血各有所归，痛自去矣。"（《医学发明》卷三）复元活血汤意在攻下逐瘀，既有辨证论治，也阐明了攻下逐瘀法有"荡涤败血，能生新血，阳生阴长"之功，因而达到"气血各有所归，痛自去矣"的结果。李东垣之复元活血汤与"恶血必归于肝"的观点齐名。

《太平圣惠方》指出，活血化瘀药有"散瘀血、理新血、续筋骨"之功能。《疡医大全》亦云："……瘀去则新骨生，则合矣。"1981年Connolly强调指出："骨折愈合过程，首先应当理解正常及变化的血液循环。"1968年Trueta以电镜照片有说服力地论证了骨细胞很可能是血管内皮细胞衍变分化而来。这说明了骨折局部的血液循环不仅对骨折愈合的代谢提供营养物质，清除废物，而且也是骨生长本身细胞之来源。"气伤痛，形伤肿"之说，明确了创伤的肿痛与气血有关。由于创伤损及气血，气滞血瘀，故治理气血实为治疗血瘀的重要内容，历代医家在气血学说的指导下，对治疗不断改进，如在活血方中使用理气药，以达到行气活血之目的，丰富了活血化瘀的内容。唐代以前，行气多采用辛热宣透药，晋代对理气药的发掘，加上金、元学派学术影响，至宋、元时期理气药已减少辛热宣透之品，而广泛应用辛平或辛微温之疏肝行气药物。刘河间和朱丹溪都极力反对运用辛热香燥行气活血，力主辛平或甘凉，因此，此间不仅在攻下逐瘀或凉血方剂之中广泛应用了枳壳、木香、降真香等，且大量出现以行气活血为主的治伤方剂。清代王清任的《医林改错》书中的几十张药方中，大都为逐瘀活血者。他还常将治血与理气相联系，理气又与祛瘀相结合，在祛瘀方中重用黄芪，乃王氏之独创。他的逐瘀活血法及补气活血法，对伤科治疗也有指导作用，其逐瘀方剂，如血府逐瘀汤等亦普遍采用于伤科。此外，创伤之亡血耗气，气血两虚时，据其病机则要治血须理气，补血须补气，方可奏效。血瘀一证，历代医家之认识不断地深化，理论体系日益完整。祛瘀之法则源于汉代，发扬于晚清，近代更有新的发展，已成为中医学中极具特色的一种治疗经验和理论，同样指导伤科之治疗。

第四节　疾病诊断

一、痹的诊断概念与分类

由于气血瘀滞于四肢部位而产生局部肿痛、不仁、重着、无力、挛缩等症状，《内经》有周痹、骨痹、筋痹、脉痹、肌痹、皮痹、痹躄、痛痹、行痹、着痹等论述。这些四肢的痹症，包括了骨与关节之软组织损伤，虽不尽然，但能了解四肢痹症的历史，也是了解古代医学对部分骨与关节之软组织损伤疾病史。"风、寒、湿三气杂至，合而为痹也。"（《素问·痹论》）"血行而不得反其空，故为痹厥也。"（《素问·五脏生成论》）《内经》关于痹症的论述，概括为外伤、劳伤和外感风寒湿邪三大致病因素。其病理机制是气血运行障碍。

痹有如下三种诊断分类：

1. 病因分类

"风、寒、湿三气杂至，合而为痹也。其风气胜者为行痹；寒气胜者为痛痹；湿气胜者为着痹也。"（《素问·痹论》）"其热者，阳气多，阴气少，病气胜，阳遭阴，故为痹热。"（《素问·痹论》）这四种痹症，是感觉风寒湿邪或若人的阳气有余而阴气不足，邪入侵后，适逢人体阳盛，即可化寒邪为热，或热痹。

2. 部位分类

"痹在于骨则重，在于脉则血凝而不流，在于筋则屈不伸，在于肉则不仁，在于皮则寒。"（《素问·痹论》）气血受阻于何处，则该处产生痹症。"以冬遇此者为骨痹；以春遇此者为筋痹；以夏遇此者为脉痹；以至阴遇此者为肌痹；以秋遇此者为皮痹。"（《素问·痹论》）风寒湿三气侵袭人体时，由于伤人时季节不同，发病中就有皮、肌、筋、骨、脉五种痹症。

3. 经络分类

《灵枢》据十二经循行部位，将四肢痹痛症，归纳于十二经所属。《内经》认为，十二经是运行气血通途之一，十二经受病，气血运行不通，也会发生痹病。"逆其气则病，从其气则愈，不与风寒湿气合，故不为痹。"（《素问·痹论》）强调痹症发生除风寒湿外邪入侵之外，同时脏腑经脉气机失调、虚衰，才使其所合发病。肾主冬主骨，于冬季因肾气衰而受邪成痹者称为骨痹；肝主春主筋，于春季因肝气衰退而受邪成痹者称为筋痹；脾主长夏（至阴）主肌肉，于长夏因脾气衰而受邪成痹者称为肌痹；心主夏主脉，于夏季因心气衰成痹者称为脉痹；肺主秋主皮，于秋季因肺衰而受邪成痹者称为皮痹。

二、腰痛的诊断分类

《内经》关于痹痛的论述已涉及腰背、腰腿痛的内容。以腰痛为症状或病名的记录，《内经》有较丰富的记载，运用病因病机诊断法分类如下：

1. 寒、湿、热邪外感

腰背乃是三阳经络走径，六经之邪侵袭，从皮毛传至经络，经络气血凝滞，则生腰痛。"是故虚邪之中人也，始于皮肤……留而不去，则传舍于络脉……留而不去，传舍于腧，在腧之时，六经不通四肢，则肢节痛，腰脊乃强。"（《灵枢·百病始生》）指正气虚而感六经之邪，侵犯足太阳经，引起的腰背痛。"少阴者，肾也，十月万物阳气皆伤，故腰痛也。"（《素问·脉解篇》）"腰为肾之府"，肾受寒邪，则会导致腰痛。"岁水不及，湿乃大行……民病腹满身重，濡泄寒疡流水，腰股痛发。"（《素问·气交变大论》）"湿淫所胜……项似拔，腰似折，髀不可以回，腘如结，腨如别。"（《素问·至真要大论》）这些腰腿痛的症状表现，反映了湿邪为患重着凝滞的特性。"感于寒，则病人关节禁锢，腰椎痛，寒湿推于气交而为疾也。"（《素问·六元正纪大论》）人感觉寒气，则关节拘急不利，腰椎痛，这都是寒湿之气推移于气交之中所致。

2. 外伤和劳伤

"得之举重伤腰，衡络绝，恶血归之。"（《素问·刺腰痛论》），外伤腰部，足太阳之外络不通，瘀血滞留该处，而腰痛，痛者"不可以俯仰"。这里指出了外伤瘀血引起腰痛的严重性。"因而强力，肾气乃伤，高骨乃坏。"（《素问·生气通天论》）总的来说，寒湿之邪是引起腰背痛、腰腿痛的主要外邪。主要的病理机制是气血凝滞，寒湿之邪"客于脉中则气不通，故卒然而痛"（《素问·举痛论》）。而且这些寒湿之邪入侵引起腰痛，也有"脏气不政，肾气不衡"的先决条件。

3. 肾气不衡

"腰者，肾之府，转摇不能，肾将惫矣。"（《素问·脉要精微论》）肾位居于腰，故腰为肾之府，若腰痛而不能转动，是肾气将败之象。腰痛的病理变化与肾的机能息息相关。"阴阳不和，则使液溢而下流于阴，髓液皆减而下，下过度则虚，虚，故腰背痛而胫酸。"（《灵枢·五癃津液别》）阴阳不和则精气俱病，气病则不摄，精病则不守，精气不相统摄，故溢于下而流泻于阴窍，肾精不足，骨髓空虚，腰脊失养而作痛。"肾有邪，其气留于两腘……邪气恶血，固不得住留,住留则伤筋络骨节,机关不得屈伸,故病挛也。"(《灵枢·邪客》)两胭是足太阳膀胱经走径,主要的腧穴部位,肾与膀胱相表里,肾受邪,邪滞留于太阳经腧穴,气血运行障碍而凝滞,关节功能则受限,这是肾病腰痛,并涉及下肢的病机所在。此外,肠胃病变,每可致腰痛:"冬日重感于寒,则飧泄不化,小肠胀者,少腹䐜胀,引腰而痛。"(《灵枢·胀论》)肾的位置以及肠胃病引起的腰痛,《内经》这一论述,应已涉及解剖生理上的特点。

4. 经络阴阳失调

"厥阴厥逆,挛腰痛虚满……"(《素问·厥论》)"少阳厥逆,机关不利,机关不利者,腰不可以行……"(《素问·厥论》)厥阴为肝,经络由于阴阳失调,经气逆则筋变急。肝脉抵于少腹,经气逆则引及腰痛。少阳属胆,与肝相表里,肝主筋,故胆为筋之应。少阳厥逆则筋的会合部位动作不利,故腰活动艰难。《内经》关于腰背痛、腰腿痛的症因病理记载、症状描述,已具备诊断学的内容。如:外邪侵犯经络引起之腰痛,常反应至太阳经走径,而出现腰背、腰腿牵引痛;感受寒邪、疼痛较剧,"腰如折";邪湿重着,"腰脊强,关节禁锢";劳伤肾虚则多在腰背,且"胫酸无力"。

第五节 治疗学

《内经》关于骨伤有以下几种治疗观点:

1. "天人相应","治未病"防治观

"夫四时阴阳者,万物之根也。"(《素问·四气调神大论》)万物之能生于春,长于夏,收于秋,藏于冬,是由四时阴阳的变化规律促成,所以说四时阴阳是万物生长的根本,这一思想既是《内经》"天人相应"人与自然和谐相处整体观的理论基础,也是中医学中治疗学、养生学说得以建立的重要理论基础。在"人定胜天"不尽索取自然,付出了沉重的代价之后,越发显出这些观点的光辉。《内经》强调防重于治,说得很形象,"是故圣人不治已病、治未病,不治已乱、治未乱,此之谓也。夫病已成而后药之,乱已成而后治之,譬犹渴而穿井、斗而铸锥,不亦晚乎!"(《素问·四气调神大论》)对于"治未病"的预防思

想,是通过四时生长收藏的规律,以及顺从四时生长等一系列的养生方法,才能防止疾病的发生,保持身体健康。在骨科方面也有如《素问》"上古天真论"所说"和于术数""呼吸精气,独立守神"等导引、按跷、吐纳等调摄精神,锻炼身体等方法。这些观点,贯穿于我国医学发展史的全过程,历百劫而不衰。

2. 肾气与生长、发育及生殖关系

"女子七岁,肾气盛、齿更发长……二八,肾气盛、天癸至……八八,天癸竭,精少,肾藏衰,形体皆极……"人体肾与生长、发育及生殖等主要取决于肾气,肾脏精气的盛衰,直接关系着人的生长、发育、衰老。这一学术观点对后世医学影响深远。

第六节　结语

在骨科领域,《内经》理论造就了内治法,在外有所伤、内有所损的整体观的指导下发展丰富了内治法内容,尤其是积累了对筋骨痹、腰腿痛等软组织损伤治疗经验,为后世发展打下了良好的基础,这是我国传统骨科的鲜明特点之一。但是,在一段历史时期里,我国骨科治疗的首要任务是挽救生命,在诸如止血方法、方药乃至破伤风疗法方面均积累了经验。而四肢骨折一般不至于致命,人们满足于止血、止痛、消肿的效果,一般包扎、敷药、按摩已能达到这一要求,虽然外用药使用已有相当多的经验。但还没有产生像古希腊希波克拉底(公元前475－221年)或在埃及(公元265－341年)以木板外固定和牵引复位来治疗骨折的技术。

从资料显示来看,从公元326－341年东晋时期葛洪开始使用竹夹板外固定,至公元624年唐武德七年,太医署设立了按摩科,应该是我国早期的正骨科,确定了对骨折、脱位进行整复。必须指出,在公元326年以前我国骨科对骨折的治疗由于偏重于药物的治疗而忽略了骨折整复与固定,造成了不少伤员残废。但是自宋代以后,像宋太医局组编《圣济总录》已经强调骨折与脱臼复位的重要性,至此骨折复位与外固定开始起步,逐渐形成了我国骨科闭合复位、局部的固定,并包括内、外用药的特色,这些也是与《内经》有关理论相连的。

第三章　自然科学的不断革命促使医学领域
向中医理论归复

当今世界有个最富有革命性的理论，那就是科学从简单到复杂，从局部到整体，从结构到状态，从无序到有序，从冲突到协同，从分析到综合，从平衡态到非平衡态，从线性区到非线性区。这个理论揭示了一系列绝异于西方传统观察的新的本体性原理和范畴。数学和物理学是现代自然科学之母，但自20世纪中叶开始自然科学又掀起了惊天动地的变革，致使整整一代智慧的心灵必须再一次接受描述大自然的观点，划时代地转变了当代科学家的世界观。这些包括了一般系统论、信息论、控制论、自组织理论和等级层次理论等崭新的系统科学思想，组成一个群星璀璨的最新的科学世界。在这些璀璨的群星之中有一颗中医之星在闪烁。

诚然，半个多世纪以来，中医经历了曲折坎坷、兴衰断绝的历史，中医人为中医的继承和发展而牵肠挂肚，呕心沥血，魂牵梦系。笔者也不能例外，自然对中医的前途有自己的理解，管窥筐举，守厥所见，且难免谬误，现阐述如下，以求同仁斧正。

一、巨人的论战，唤起了科学天空瑰丽的彩虹

1905年以前，是西方科学界自信和骄傲的年代。但是，自从相对论和量子理论相继诞生之后，牛顿的机械学体系，连同那绝对时空的观念和拉普拉斯的因果决定论，受到了根本性的挑战。经历了毕达哥达拉斯学派信条的否定而出现的第一次危机和牛顿、莱布尼茨所创微积分中无穷小量的争论而导致第二次危机之后的数学界，被认为是最具严密性和无矛盾性的了，但曾几何时，因数学家格奥尔格·康托尔（Georg Cantor）创立的集合论又引发了第三次危机，伯特兰·亚瑟·威廉·罗素（Bertrand Arthur William Russell）的罗素悖论（1902年）又以简洁明确的描述震动了整个数学界。

1926年，薛定谔发现了波动方程；海森堡等创立了矩阵力学的数学形式体系，提出了"测不准"原理。而导致震惊世界的"EPR"佯谬，以及爱因斯坦与玻尔之间的空前规模的论战。

20世纪中叶以来，以埃利雅·普里高津为代表的布鲁塞尔学派用远离平衡状态的非线区的"耗散结构"揭示了开放系统与环境进行物质、能量、信息的交换，并引进负熵而实现自身的有序过程。哈肯（Haken）的协同学则揭示了系统内部各要素如何实行协同与合作。1971年，艾根（Eigen）创立的超循环理论认为生物的生存与发展基于物质循环中实现的自组织过程。数学家勒内·托姆（Rene Thom）的突变论则为描述大量不连续现象提供了有力手段。他们已经描绘出一个开放、协同、有序、循环发展的新世界的图景。科学知识已经不再是基本定律、基本原理、基本概念为基础组成的"建筑物"。粒子物理学家格夫利·丘（Geffrey Chen）所创立的"靴带"理论则完全同基础科学的西方方法决裂，该理论不承认物质的基本组成要素，彻底放弃了基本建筑块的思想，也不承认任何基本的常数、定律和方程，把宇宙及生命看做相关事件的动力学网络，被誉为自然科学的"第三次革命"。

20世纪的科学巨人大规模论战，掀起了科学界一阵阵暴风骤雨，至20世纪末，科学天空现出了瑰丽的彩虹。

二、现代医学领域逼近中医理论，向中医理论归复

现代物理学发生的迅猛、剧烈的世界观转向，震惊了整个科学界，海森堡等物理学家将之引入哲学与思想文化领域，而他们却又发现这气势磅礴地兴起的新观点与中国古代科学哲学有惊人的相似之处，现代系统论观点显示着向中国古代思想归复的特征。海森堡承认东方思想和现代量子理论的哲学结论之间的关系一直对他有极大的魔力。物理学家约翰·阿奇博尔德·惠勒（John Archibold Wheeler）认为人们已感觉到东方思想家所认识到的一切，如果把他们的答案翻译成现代的语言，那将得出我们所有问题的答案。粒子物理学家弗里乔夫·卡普拉认为中国"道"的基本特征是它的永恒运动的循环性，一切显示都产生自阴阳两极的相互作用，道作为基本的存在是一个连续的流动变化的过程。卡普拉研究了中医学中"气"的概念，确立了整体论的健康观，他著书批判了生命的机械观和生物医学模型，揭示了生命的系统观。在西方医

学领域中与中医学惊人的相似之处也在逐一显现，如新的时间医学与子午流注、灵龟八法、五运六气，免疫学说以及cAMP/cGMP系统与阴阳动态平衡，强调躯体、精神、心理和社会的健康定义与天人相应观和情志观等等。自然科学的思想革命，导致医学领域的思想革命，并且已经感到正在逼近中医理论，向中医理论归复!

三、日本汉方医学衰落给我们的启示

日本汉方医学家大冢敬节在弥留之际说："今后10年你们向中国学习中医，10年之后中国一定要向我们学习中医。"日本一些制药者也雄心勃勃想利用现代科技优势，赶超我国，今天看来他们以及九泉之下的大冢敬节老先生只能"望洋兴叹"了。因为日本汉方医学在不断衰落，缘由是明治维新之后，日本出现了轻视、排斥传统文化的强烈倾向，"灭汉兴洋"的运动在医学领域里拉开序幕，此后制定了一系列"灭汉兴洋"规定，对汉方医学采取了釜底抽薪、断根绝源的扼杀。日本汉方界虽然进行了带有几分武士道意味的抗争，但是从形式上、理论上都显得牵强附会，苍白无力，"文不对题"，结果授人以柄，自讨没趣。虽然汉方界在明治维新后20年里发动了数十次上书请愿，唤起社会各界支持，而延缓了扼杀的进程，但无法缓解汉方医学的学术危机，抗争结果是汉方医学最终无可挽回地丧失了一千多年的"正统医学"地位。而且日本汉方医学的衰落还在于有西医参与下的非中非西的误区，使之由"方证相对"到"方病相对"一再倒退。造成这个结果的原因是：古方派（汉方医学的主流）不重视甚至排斥中医基础理论；当时的科学方法论中还没有控制论、信息论、系统论，未能从更高层次揭示中医基础理论的科学价值；西医在当时的日本正处于"第二次浪潮"的上升阶段，在科学发展趋势和社会文化心态上都处于优势地位；日本政府在决策上的严重失误，未能把两种医学放在同等重要地位。日本汉方医学，覆车之鉴!

四、近代西医的危机与当代中医的挑战

所幸者，在大洋彼岸的中医故乡——中国，中医学受到党和政府的中医政策的扶植和保护，得到了生存与发展。然而，现代科技飞速发展的经验证明，体魄昌明的内动力在学科内部不断进行概念和理论体系的自我更新，从学科

内在的逻辑矛盾和学术争论中发现理论的突破口和新的学术生长点，笔者以为这才是振兴中医之上策。

深入展现生命世界的复杂性，是系统科学的重大成就，也把生命目的性的探索推进到了一个新的深度和广度。整体不再被分成部分，系统不再被分成要素，结构的分析转换为状态的综合，真理的确定转换为似真的描述，经验事实的实验证实已不再是科学研究不变的信条，实验室的生化指标已不再是科学研究所追求的目标，定量化的标准已不再是科学研究的唯一标准，客观化的规范已不再是科学研究的唯一规范。

临床中发现，为什么有些疾病虽然通过西医治疗后，化验室的检查已经显示正常，而病人的自觉症状却无改善，有些甚至反而加重，但经过中医传统的四诊和辨证治疗，症状得以改善。为什么国外资料表明，一些天然抗肿瘤植物药，试管体外试验与体内试验的效果不同，有些离体试验是无作用，可是在体内则有作用等。系统论有一个正确的答案。

说到这里，也许我们不仅对中医研究对象的整体性、非特异性、动态性、信息性的固有的特点有了一个较为深入的认识，而且还增添了几分敬意与自豪呢。

浅言之，中医研究机体反应状态及其运动和变化，是生命过程中自然流露和表现出来的最全面、最真实的整体状态，是生命过程的本质；西医研究构成人的器官、组织、细胞、分子的结构与功能，是解剖刀下或微观的局部状态，是在近代物理、化学、数学成果的基础上沿着解剖分析、实验研究的思路发展。如今，近代物理学最先从传统的结构与功能的研究基地分离，进入了系统与要素、状态与信息的崭新领域，并尽力向古代东方的思维方式和中医学的科学思想靠近。而现代中医学则几乎遗弃了自己关于过程与方式的研究范畴，力图深入西医学研究对象的人体结构与功能的内部世界，以期实现那忘我的结合。这已经是一种见怪不怪的现象。

德国慕尼黑大学东亚问题研究所所长、汉学及中医理论教授波克特（Manfred Porkert）告诫人们，西方医学已进入方法学的死胡同。那么世界各国是否要等待中国也走进死胡同去才认识现代医学的基本危机呢？

现代自然科学由结构向状态转移，进入了系统科学和生态科学的新时代。当今医学正面临严峻的考验：大气污染、核辐射、工业食品添加剂以及有害化学物质引起疑难病难以处置；病谱变化，慢性非传染性疾病占了首位，而这些很多与心理社会因素相关的疾病，多属于个体疾病，病因复杂隐匿，疾病发生和变化受到多种因素影响、牵制，病变涉及脏器广泛，而西医的手术，西药等固定的、规范的忽视人体自身保卫抗病能力和自我修复之主动性的以"对抗"为主的西医学方法，已难奏效，这是西医的短板，而恰是中医学所长，中医立足于自然过程与生命过程，在此基础上形成的理论与众多药物和非药物的防治方法，对现代难治病或康复保健有显著优势。

当前中医亟须改变学术上的从属地位，确立主体战略思想。真正认清自己的优势，坚持中医学思路、方法和理论体系，遵循自身规律，实行自主发展，并结合最新的系统科学和生态科学，以中医学的综合性和非还原性为特点的研究方法，为人类的医疗保健事业作出贡献，为解开宇宙与生命之谜作贡献。

（1998年10月2日）

第四章 21世纪的健康观

20世纪，世界卫生组织的健康定义是：

健康是指生理、心理及社会适应三个方面全部良好的一种状态，而不仅仅是指没有生病或者体质健壮。

很显然，这个健康定义，反映身体、精神和社会方面的完好状态的生物—心理—社会的医学模式的观念，较因生物或理化因素引起疾病的单纯对疾病的认识，认为无病即健康的生物医学模式的观念来说，确是一个进步。

事实上，医学技术手段的发达虽然为人们的生活和满足某些特殊愿望提供了方便，但是在改变人们生存状态方面却力不从心。特别是医学本身沿着"技术至上主义"路线前行，将"医"主要理解为一种对抗性的"治"，使得医学出现了一种为了自身而存在和发展的错误导向，21世纪随着人类生活越来越社会化的进程，人们已深刻感受到了生存的危机。由于"人类中心主义"作祟，作用于人类对自然的征服变成对自然界的任意欺凌和掠夺，造成了全球性生态危机，虽然这些问题已引起了各国政府注意并采取了相应的措施，还有诸如将

第一篇 思考中医

生态问题政治化的"绿色和平组织"之类的国际组织为之奔走呼吁，但"局部改善，整体进一步恶化"的趋势并未得到有效遏制。中国现代化理论创始人罗荣渠教授预测21世纪最大的问题是全球性生态危机挑战日趋加重，和与此同步增长的全球性精神危机。在工业化进程向全球扩展，取得令人鼓舞的成就背后，最直接的表现就是生态危机的加剧，GDP增长，同时污染程度造成的比例甚至更快地增长。尤其是人口过多、剥削过度、生产过剩、消费无节制膨胀等，使人类征服自然的业绩正在反过来惩罚人类本身，威胁到人类长远发展的愿景。这种现代化生态的失衡引起的种种问题是跨国界、跨民族、跨文化的。在精神方面，伴随工业化全球范围内迅速扩展，拜金主义、纵欲主义、极端个人主义、反理性主义等也在恶性发展；在许多发达国家甚至发展中国家，吸毒蔓延、精神空虚、宗教失范和邪教滋生、集体自杀、国际性犯罪活动增加、政治腐败、艾滋病传播等"世界末日情结"触目惊心，不仅使前工业社会的价值观早已荡然无存，连谦逊、诚实、勤劳、节俭等人类起码的美德也被日益破坏而趋于衰落。令人担忧的还有，五光十色、虚假繁荣中的粗俗不堪的现代商业文化和刺激性的感官文化日益扩张，对人类数千年创造和积累的文明造成破坏性的影响，使人的思想和思维失去深刻性，越来越多的人正变得肤浅和浮躁，有人惊呼造成了"人性的迷失"！21世纪并不只是带给人类光明和可以实现许多美丽梦想的世纪，也是一个令人担忧的世纪。

这些社会性问题，主要应由政治家、社会学家、科学家联手才能解决，指望医学解决这些问题是不现实的，但是医学的现状于此丝毫无补，这应该是一个重大的缺陷。21世纪的医学要生存发展在21世纪时空，使得它必须与21世纪的时代和社会特征联姻，而不能游离于外。在当下，医生可以使用现代设备和医学手段进行干预，使垂危病人度过一次又一次险情，可以用起搏器重新启动病人已经停止的心跳；可以用呼吸机使停止呼吸的病人按照设定的节律进行呼吸；可以用透析让一个肾功能丧失者排出体内的毒素。可是，我们发现这类病人的眼神中并没有求生的欲望，而是很沮丧。同时，我们不难发现，经过这类生物干预被挽救了生命的病人，由于器质性的病变不能痊愈而生存在质量很低的生活中，而这些器质性的病变60%是因为他们长期的生活习惯、饮食、心理、社会环境以及单纯生物学的医学干预等不良因素所致。因此，近年来在世界范围内兴起一个调整医学目的和服务模式的研究热潮。在主要采取治疗手段从降低病死率与延长人的寿命作为目标的第一次卫生革命（生物医学模式）取得相当成功之后，以预防为主，防治结合为战略考虑的第二次卫生革命（生物—心理—社会医学模式）正在开始，而以强调优化生存环境，提高生命质量和增进身心健康为重点的第三次卫生革命也已悄然来临，这将是一次意义极其深远，直接关系到人类未来生存状况的卫生革命！大生态医学的思想正是顺应了这场新卫生革命潮流，这正是着眼于21世纪建构大生态医学模式的现实背景。

从理论支持上来看，传统的中国文化中的社会人文与医学相统一的辩证思想，特别是传统中医以顺应自然，追求"天人合一"为特征的整体论思想，有匡正现代医学见病不见人之时弊的合理内核。中医学提出"人与天地相参"，"谨察阴阳而调之，以平为期"，强调医学的目的是人与外部环境及自内部环境达到平衡状态，显然比有病即治的救火式医学思想要高明得多。另外，世界性潮流的生态问题国际化使人们的道德价值观已经或正在渐渐融入生态因素的考虑，也即是道德的生态化过程。道德生态化的本质是：既要加快发展经济以不断满足物质需要是人类日益增长的基本需要，又要使经济发展不超出生态环境的承载能力，做到保护资源和改善环境，使经济发展与社会全面发展相协调，从而使自然界和人类社会得以持续发展而不致相互制约。显然，医学，特别是作为医学核心概念的健康观应吸收这种思想。

健康观的理解直接涉及人们对医学的基础认识和态度，这是既往人们对健康的理解，现在开始多是侧重"人"这个单纯角度，尽管包含身体和精神心理两个方面，再加上社会因素，但仍然忽略了人类生存条件的考虑。而人是不能离开生存环境孤立存在的。因此，本质上理解健康应从人与其生存环境的"关系"出发，突显生存条件的重要。否则，各种表述尽管可能貌似深刻，仍是不得要领。因此，健康应定义为：

健康是人的身体、精神心理状态与其生存环境的和谐适应和良性互动。

该定义的意义在于它昭示人们，应当以人的身体和精神状态与其生存环境的和谐适应作为生活导向，而不是过分依赖和追求所谓"正常"指标，从而从根本上改变以指标导向的短视医学行为。

依据这个定义，我们可以全方位展开思考，从而构建起崭新的大生态医学模式框架。

大生态医学模式无论从现实还是逻辑上，它都代表了医学的发展方向，必将在21世纪崭露头角。

（2000年元旦）

第五章　中医不科学是"科学主义"者无知的执拗

自"五四"以后，西学东渐，西化教育，西方科学被请进中国，受到最好的礼遇，导致"科学主义"滋生，"科学主义"认定西方科学等于进步，西方科学等于理性，西方科学等于现代，西方科学就是衡量一切真理的唯一标准，与西方科学论证不相兼容的传统则是落后的，这种简单而又幼稚的思维定势，长期困扰着我国传统文化与科学，于是产生了"中国没有哲学""中国没有科学""中医不科学"等观念，时至今日，又要对中医"废医验药"。受此影响，多少年来，中医研究走了不少弯路！

什么是科学？《不列颠百科全书》（15版）是这样描述的：涉及对物质世界及各种并需要无偏见的观察和系统的所有各种智力活动。《辞海》则描述为：运用范畴、定理、定律等思维形式反映现实世界各种现象的本质和规律的知识体系。也就是说，科学是指基于科学方法获取的知识。近代科学方法包括若干基本准则，如通过观察、假设、实验、再观察进行研究的经验原则：依赖精确测量的数量原则——将事物的因果关系抽象化，并使之可以重复验证的机械原则等。根据这种界定，不使用这些方法进行研究的知识就成为"非科学"。其实，"科学主义"这种在相异两种理论中只可能存在一元的真理的观点，是缺乏逻辑素养的浅薄，他们不理解几乎在任何学科都存在着两种以上逻辑体系的可能性。

人类研究事物有系统论（Systems Theory）核心的"整体论"和原子论（Atomism）包含的"还原论"两种截然不同的方法论，"整体论"依据整体大于它的各个组成部分之总和。"还原论"则深信整体的属性总可以还原下一层的结构特征。西医研究人体是用还原论方法，找出并消除病源，使人体恢复正常，属对抗疗法。中医则用整体观方法，认为人体各种功能必须协调和平衡，治病在于调整机体平衡，注重人体各种功能必须协调和平衡；治病在于调整机体平衡，注重人体各部分之间的相互关系。临床上，西医对具体的疾病都要建立相应的诊断标准和疗效标准，长期以来，这种标准化模式一直主导着中医诊断和疗效的评估，但是由于认识疾病的方式不同，西医的一套模式当然不符合中医自身的规律。中医治疗疾病都有自己的诊断标准和治疗标准，也有自己确定的疗效，均为西医所不承认，"科学主义"者认为"不科学"。胡适就这样说过：西医能说清楚病人得了什么病，虽然治不好病，但西医是科学的；中医虽然能治好病，就是因为说不清楚得了什么病，所以"不科学"。

中医调理机能提升免疫力对抗病毒，"科学主义"者却认为不可能，而认为"只有现代医学才能通过接种疫苗方法做到这一点"，可是"现代医学"除了疫苗之外不也有通过机体的免疫应答反应增强免疫的西药吗？再说，疫苗也并不一定能做到这一点。疫苗，对付病毒结构稳定、无明显变异的流行性病，如天花、麻疹、小儿麻痹的预防作用是明显的，但遇上"非典"、H5N1这类呼吸道病毒，情况就不同了。人们急于研制疫苗，疫苗研制出来后，病毒又变异了，疫苗对变异的病毒不起作用，达不到预防的目的，而这类病毒处于不断变异中，像是移动的靶点，西医在后面捕风捉影，总是出现了病情找病毒，针对病毒找药物，越找特异性的药物，越找不到，这也是事实。

有"科学主义"者把中医学等同于希腊时期的医学，以此证明中医必将被现代医学取代。可是，中医研究对象侧重于人的生命过程与病态过程及其相互作用，而古代的西方却力图在有形的实体中寻找世界和生命的本原，因此出现了古代中医完全不同于古代西医不同的体系，看来"科学主义"者并不懂得，而是以德国学者波克特说的"用西方术语，胡乱消灭和模糊中医的信息"。

有"科学主义"者还断言："现代医学完全不可能接受中医理论。"可是西医开拓的每一个层次与侧面都给中医学带来阴阳论的素材，如大脑皮质的兴奋与抑制、交感神经与副交感神经、产热过程与散热过程、内分泌系统工程的正反馈、α受体与β受体、cAMP与cGMP等等。说明在人体的生理病理运动中，相互依存几乎无往而不在。这样，中医的阴阳论就似乎在更深的层次找到其本体依据。

虽然近代医学技术方法与中医的整体方法是南辕北辙，可是在宏观领域里近代医学的发展又出现遵循整体论方向的课题。如"生物—心理—社会医学模式的提出"，"心身医学"领域的不断开拓等就是典型的例证。而这些近代医学"新领域"的思路、概念与中医学的古老理论又有惊人的相似。"科学主义"者顽固地以原子论的理念对中医说三道四、羞辱、打击，在百年前的背景下尚可理解，但自20世纪中叶以来科学界已经掀起了"20世纪风暴"，相对论和量子理论在令人眩目的震撼中相继诞生，牛顿的机械力学体系及绝对时空的观念和拉普拉斯的因果决定论，受到根本性的挑战。薛定谔的波动方程，海森堡等的矩阵力学的数学形式体系并提出不确定性原理，以及玻尔学派对量子力学证述，都对爱因斯坦的完备性、明确性、清晰性、精确性提出挑战，作为现代自然科学之母的数学和物理学掀起了惊天动地的变革，迫使整整一代智慧的心灵必须再一次接受那描述大自然的新观点，科学家们的世界观因此将发生划时代的转变，包括一般系统性、信息论、控制论以及自组织理论，以及等级层次理论等崭新的系统科学思想，组成了群星璀璨的新世界。可是，21世纪的"科学主义"者依然死抱着百年前的西方科学作为衡量一切事物真理的唯一标准不改，实属无知的执拗。

第六章　中西医结合感言

在中国传统的科学与文化背景下发展起来的、为中华民族的繁衍昌盛立下了不朽功绩的中医，是我国原创性医学，是应用了几千年的成熟理论医学，是我国第一大发明。毛泽东曾说："中国对世界有大贡献的，我看中医是一项。"中医与当今世界主流医学的西医结合，是没有任何一个国家先于中国来考虑的命题，是人类科学发展的趋势，是中国的责任和骄傲。

1956年毛泽东提出：把中医中药与西医西药的知识结合起来，创造中国统一的新医学、新药学。何等豪迈！毛泽东希望中医和西医工作者相互合作，学术上取长补短，互相配合，经过长期努力，逐步实现中西医在更高层次的统一，形成超越现代中医与西医水平的新的医学体系。

50多年过去了，"中西医结合"工作费力不少，收效甚微，而教训颇多，迄今为止，"中西医结合"的涵义，在我国医药界都还未达成共识，多种矛盾，不断冲突；重重困惑，使人遗憾。

本来科学是文化的组成部分，中医和西医是科学的组成部分。国家关于发展中医的方针政策和"中西医结合"的命题，是在文化和科学层次上讲的，方针政策必须向医学科学概念过渡，但是，过渡受到了影响，李致重分析其原因是：在20世纪50年代以后相当长时期，"最高指示"统帅一切的政治环境，人们对"中西医结合"也是"理解要执行，不理解也要执行"，因此宁可盲从或曲意附会，也不敢去深研；而且在民族虚无主义思想影响下，未能用多元性文化科学观来看待中西医之间的关系，未能把中西医放在同等重要的地位，不自觉地滋长了"以西代中"的倾向；没有立足于整个中西医学术之上统筹管理；还有，对中医基础理论和中西医的比较研究未深入开展，对方法学不够重视，看不清中西医两者二元性的特点等原因，因而人们常常怀着执行国家方针或以领袖指示的热情，却以感情代替科学，在"中西医结合"的名义下发挥己意，从上世纪开始形成的种种混乱至今仍存在。如把掌握一点中医又懂一点西医的人称为"中西医结合"，把临床上中西药并用或杂投称为"中西医结合"，把中西医课程混合安排称为"中西医结合"，把用西医还原性研究方法研究中医知识体系的治法称为"中西医结合"，把管理西医的方法套搬到中医管理上称为"中西医结合"，把中西医实验研究方法对中医的验证、解译、改造称为"中西医结合"，等等。这些错误的要害是承认西药的科学性，怀疑甚至不承认中医科学性。如此下去，中医不复存在又何言"中西医结合"？

那么，现今中西医结合领域又是什么情况呢？从事中西医结合研究的某院士认为21世纪中西医结合形式是：交叉兼容、中西互补、结合创新，认为交叉兼容是基础，互补结合是不可逾越的阶段，结合创新是中西结合的奋斗目标。该院士还认为"跟踪现代医学在微观研究方面取得的新成就弥补中医学的不足"。依靠先进科学技术，将传统中药逐步提高到现代化中药水平。

研究中西医结合的另一位院士，把外国应用现代科学包括现代医学方法研究中医药学看成是对中国中西医结合的世界性的挑战，而要百倍努力，力争有新的突破，其做法是继承中医辨证理论精髓，运用现代医学诊断技术新进展、新观察指标，做到继承不泥古，发扬不离宗。

有中西医结合研究者认为DNA是中西医结合的根本点，还说分子细胞生命学为中医现代化打下了良好的基础等等。总之，他们认为中医现代化，中西医结合必须以物质性为具体标准的实验客观指标和精确数据证实用"现代化医"和"现代化科学"语言阐明中医"实质",才是"中医现代化"的标志,才是中西医结合的奋斗目标,他们努力地论证分子细胞生物之类的近代科学与中医如何相关,如DNA阴阳之说,继而引出"阴平阳秘""阴阳失衡"等,而认定建立和形成所谓基因辨证的理论体系是实现中医现代化、中西医结合的必然之路。

中医传统的宏观辨证方法是依据"有诸内必形诸外",由此可"知外揣内"认识疾病,而产生"证",在宏观方面强调生物的整体联系,从整体上把握事物状态的变化规律,在实践中取得经验。而微观辨证恰恰相反,其方法论的依据则"有诸外必根诸内",企图用某些生理生化指标作为描述证候的内在依据。宏观辨证与微观辨证是两个不同认识层次的过程,揭示的内与外、宏观与微观、上一层次与下一层次的联系是一个极其复杂的方法学问题,如果以近代西医某些生物领域的方法及指标来研究中医宏观辨证这个博大的系统,是很不对称的,是不可能的。因此那位院士"不离宗"也是不可能的。

又如有一种研究思路,由于血液流变学的理论描述与概念用语都与中医的血瘀理论有极其相似之处,所以想当然地被用来作为诠注的工具,而认定这种方法为中医血瘀证的研究开辟了一条深入微观的途径,随之成为当时的一大学术热点,但是随着研究的深入,逐步发现中医血瘀证涉及极广的疾病谱,不同的疾病中出现某些相同的血瘀病象,中医据以诊为血瘀证,施以活血化瘀方药获效,而在这些异病同证者中血液流变学的改变却并不一致,并且相同的疾病,中医辨证各异,或为血瘀证,或为非血瘀证,而且血液流变学改变却属一致。所以,血液流变学与中医血瘀理论及血瘀证并不能真正融合,而只是相差仿佛而已。

有位中医博导认为,中医当前是在夹缝中求生存,必须拓展中医生存新空间。因此,他认为需要新的思维:中医对治疗如急诊、感染性疾病等病无优势可言,眼下可抓住亚健康等新概念,在病前干预等领域中拓展自己的生存空间,诸如延缓衰老、抗疲劳、美容、减肥、排毒之类。他还认为中药复方开发要想达到高科技水平,几无可能,更应从小复方着眼,从单体叠加开始。看来,该博导对中医生存真是"急"得很呀!

在我们周围不难见到这样的中医(包括资深的),他号称学贯中西,或中西医结合，其实不外夹杂了一些与西医一般的病因、病理、实验室检查和西药，而在中医方面也不见得比他对西医认识高明多少。这类中医看病既中药又西药，因此，往往较贵，如果出书也很厚，因为还有西医的内容。也有中医，包括一些资深中医，热衷于"验方"的收集，而对中医典籍的细究却无耐性，颇为急功近利。

当年毛泽东以热爱文化科学的博大胸怀与负责精神，要求中西并重，希望中西医共荣。这便无可争议地构成了党和政府中医政策的基本点。但是，在中西方文化与科学的差异和冲突，乃至中西医之间的差异和冲突的环境下，要使国家的方针政策真正落实到实处，无疑要付出艰苦卓绝的努力。这也是笔者在中医行业摸爬滚打50年的深切体会。但"中西医结合"并未形成独特的医学体系，之所以出现当下之状态，笔者觉得虽然中西医结合学会有院士担纲，也有专家进行了许多研究工作，开展了境内外学术活动，但是更多的仍然是用西医的研究分析方法来研究中医基础医学与临床医学的一些实验报告。须知，以一个学科应用的方法来研究另一学科既成的知识体系，在自然科学研究中几无先例，其结果只能是抹杀一方，最多不过增加一点内容。

把中医药作为研究对象用解剖分析方法加以"研究"的"中西医结合"的做法延续至今，18年前李致重就剖析此做法有三大问题：第一，用西药"药理""药化"方法从中药中提取有效成分所获"新药"，因其化学结构、作用机理、适应范围均为西医、西药指标，故为西医增添了新的临床西药，如青蒿素、川芎嗪、丹参素、毛青冬、葛根总甙。这不是中药发展出路。第二，对中医藏象、经络、病机、证候采取西医实验研究方式进行研究，把系统状态模型先视为实质组织或器官，人为割舍了中医意义上的许多内容，失去了中医本来面目，再说，用生物学领域的一种方法来研究包括社会（自然）医学、心理医学、生物医学内容的系统状态模型，有如小牛拉大车，事实上是不可能的。另外，用还原方法的视角来看中医望、闻、问、切所获得状态，往往不把它视为中医的研究对象而予以尊重，甚至认为"直观"、模糊予以扬弃而另寻求"微观化"指标，研究对象既改，中医基础既无，这种工作开展越多，中医消亡越快。

当年李致重认为中西医结合在具体管理上与总原则、总战略不相应。"重西轻中""以西代中"还是隐隐约约不同程度地存在，没有充分发挥中医作为我国原创的优势，仍然没有从高层次、高起点对中西医结合进行统筹，自我削弱优势的战略性失误没有改变。由于中西医结合划归中医管理，西医工作者学习中医的意识和责任在不断淡化，西医工作者游离于中西医结合大业之外。至今"中西医结合"的概念和思想仍然是不清晰不顺畅的，所以不同的观点和人事纠葛、功利得失交织，影响"团结中西医"方针。管理模式与总原则、总战略的不相应不利于纠正对中医看法的错误论点。

中西医学术并重是"中西医结合"的基础。在此基础之上，才有可能中西医结合，李致重曾这样理解中西医学术并重的"中西医结合"的内涵：第一，相互尊重是基础。人是学术的载体，是学术发展的决定因素，所以中西医结合必须以中西医工作者团结合作为基础，这种团结是相互尊重前提下的平等相处，营造一种"和而不同"的环境和条件。第二，相互学习是动力。中西医既是两种不同的医学，学习和吸收对方之长，反思和补充自己之短，是各自发展的明智选择，也是中西医结合的动力源泉。第三，提高疗效是目标，提高防病治病的质量是医学研究的根本出发点。以临床入手，发挥中西医各自优势，必然会提高疗效。第四，立足于实践是生命，理论来源于实践，实践是检验真理的唯一标准。两者同样是中西医结合的灵魂，脱离临床实践，把中西医结合的目标盯在"创造"新医学理论上，不符合唯物论认识论的基本原则，行不通，而且容易导致脱离临床的倾向。

"中西医结合"这个令国人骄傲的伟业，进行50多年了，展现在我们面前的这般景象，确实让人着急，令人遗憾，但是也总算看到一些问题，体会到个中艰巨。归纳起来，只要我们忠于中华民族文化和中医药的自然规律，定可闯入"中西医结合"的坦途，但是，与50多年前的形势不同，近代医新技术的涌现，原子论科学意识咄咄逼人的同时，当今世界又正孕育着一场惊心动魄的科学革命，中医学、中西医结合更需要哲学的睿智！

(1999年8月20日)

第七章　面对近代科技的中医

西医借助近代科技的进步，发展了大量的高新技术。就检验技术而言，分子生物学检验技术、细胞生物学检测、标记免疫分析技术已是西医检验技术发展的热点，如今实验室自动化程度越来越高，各种新型的仪器涌现，检验服务方式也更个体化和人性化。"医学检验所发展的这一系列技术手段使人类对疾病的认识层层深入，从组织—细胞—亚细胞—生物大分子，甚至基因。这种将人体还原为独立组织细胞，通过对某种细胞、蛋白或基因的检测，达到对疾病诊断或监测的目的。"在影像学领域里，从X线成像到直接数字化X线成像、X线CT成像、DSA成像（数字减影血管造影成像），MRI成像、PET（正电子发射计算机断层扫描）。超声成像，由静态三维超声发展至动态三维超声，定性到定量，单参数到多参数。对血流的显示代替了创伤性导管检查，能清晰显示实质脏器内数毫米的肿瘤，显示手正中神经和手指韧带的纤维束，显示静脉瓣和眼前房结构等已达到理想分辨率的理想阶段。

近代科技使西医发展了高新的检测技术，改变了他们临床传统的诊断手段，同时近代科技的迅速发展，不但冲击了青年中医价值观念，造成心理危机，有些资深的老中医也为CT、磁共振"旋即诊断了如指掌"叹服，于是认定可以"借用现代先进检查设备，补中医诊断手段简单，过于笼络，定性模糊……"的不足。

笔者觉得，西医检测手段的发展，是西医线性、还原论思想的产物，与整体医学的中医，用中医学思路、方法和概念、理论体系对疾病进行辨证施治并无关涉。况且，科学实验也不是认识世界的唯一途径。

当年蒲辅周治疗乙脑，周仲瑛、万友重治疗流行性出血热，以及中医治疗AIDS和SARS，就是凭借中医辨证论治的，邓铁涛等十多位中医以甘温除大热法治疗了西医未能取效的高热病人，其中有急性白血病、败血症、中毒性心肌炎、硬皮病、麻疹合并肺炎、乙脑、大叶性肺炎、心衰、产后高热、子宫切除术后高热、脾切除后高热以及原因不明之长期高热等。他们就是"简单"地望闻问切进行辨证论治，抓住气虚或阳虚这一本质，采用升阳散火汤、升阳益胃汤、补中益气汤、黄芪人参汤、归脾汤、四君子汤以及桂附八味丸引火归原法等进行治疗取得效果。20多年前某日，深圳市中医院收治了一位急性腮腺炎合并睾丸炎的病人，接诊的年轻医生立马用了普济消毒饮，理由是有报道该方治疗腮腺炎有效，方中板蓝根能抗病毒，可是两日过去病人高热不退、睾丸炎加重，科主任前来诊视，见病人恶寒不渴，舌苔白浊，脉弦濡，诊为湿热病症，投以加味三仁汤，一日热减、睾丸炎改善，三日热退。笔者是实习生的时候，曾在老师的带领下，用四逆汤抢救了一个麻疹合并脑炎循环衰竭的十个月的婴儿，至今记忆犹新，当时，西药抗休克处理已不见效果，孩子大汗淋漓，手足厥冷，下利清稀，指纹不显，脉微欲绝，急以四逆汤主之，终于转危为安。

在笔者看来，中医以望闻问切的诊断即可辨证论治，恰是中医以简驭繁的优势，对中医优势的认识和信念的坚定，来自深厚的传统文化底蕴和广博知识，还有建立在直觉思维之上的"悟性"，没有公式可套，不能靠演算得出答案。

西医的高新的检测手段使表征疾病的特异指标越来越多，以指标来帮助疾病诊断确在很大程度上方便了临床治疗，但是，指标不是万能的，既不能代替医生的诊断，在某些情况下也不足以确诊疾病。再说，西医的高新检测手段发展至今，也渐渐地显露出弊端。本来癌症发现越早，治疗效果越好，死亡率越低，但是，在利用CT、MRI等先进诊断设备更早地发现癌症时，也存在"过诊断"的弊病。若干年前，当检测前列腺癌的前列腺癌特异性抗原（PSA）技术问世时，众人无不欢欣鼓舞，因为前列腺癌乃当今西方世界男性发病率最高的恶性肿瘤，于是，在各国政府的支持下，在人群中大规模开展PSA检测，一时查出众多并无症状的早期前列腺癌患者，该类患者均获得及时治疗，本是大慰人心的善举，岂料非议亦随之传来，原来自从普遍实施PSA检测以后，虽然检出了众多早期前列腺癌患者，但年死亡率并未随之下降，原因是PSA在健康人群中大面积筛查，使原本潜伏未发病的隐性前列腺癌纷纷被检出，此后，进一步尸解材料研究证实，死于其他疾病的男性患者，尸解病理检查，不少患有"隐性前列腺癌"，其患病率随年龄增长而增加，70岁以上的美国男性尸解病理检查确诊患有前列腺癌者竟达70%以上。于是人们从中得到共识，凡是这种临床上有可能终身不发病而被检出，且得病理确诊的癌，被定义为"过诊断"。鉴于"过诊断"的认识，美国政府中止将PSA作为适龄男性筛查项目之举。

中医药学是我国的原创性医学，我国第一大发明。此刻，笔者不由得想起了我国四大发明，最早点燃征服星空的火焰是中国人，但我们没能成为最早飞向宇宙的人。纸和印刷术这种不可估量的通讯传播手段，在史集浩瀚、藏书成风的我国，一千年也没能酿成知识"爆炸"，到头来还是西方反过来向我们输入了铅印术。尽管沈括早在公元11世纪就在《梦溪笔谈》里描述了罗盘针和磁偏现象，可是我国从来没能成为海上强国，倒是西方列强依靠罗盘针的指引逼到了我们家门口。四大发明在它们的故乡命运是如此不济，中医的命运又将如何？

（2014年6月5日）

第八章　岭南骨伤征略

广东地处五岭之南，南临南海，其山川与中原江河别为一界，属岭南地域。

3世纪30年代广州已是海上丝绸之路的主港，唐宋时期，广州成为中国第一大港，是世界著名的东方港市。历代的海外交往，繁荣了广东的经济，催生了一群豪杰，代不乏人。如张九龄、释惠能、余靖、陈献章、洪秀全、康有为、梁启超、孙中山等，均事功彪炳而名垂史册。医林之中亦名家辈出，建树良多，形成了岭南医药文化之特征，晋代支法存之《申苏方》，宋代陈昭通参与编写《太平圣惠方》，刘昉著《幼幼新书》，明代熊宗立授医日本，清代何西池撰述《医碥》，邱浩川传引痘法，洪仁玕（洪秀全之族弟）首创医院，朱沛文、陈定泰汇通中西，赵寅谷精撰本草，民国初年陈伯坛钻研伤寒论等，这些人均可称为代表人物，于岭南医史中占有辉煌篇章。

公元326年，葛洪辞去了晋元帝封给他的"关内侯"，举家南迁，到过广西勾漏（今北流县）和广州，后隐居于博罗罗浮山，度过了他的晚年。葛洪是我国历史上伟大的化学家、药学家、医学家和哲学家。

葛洪一生的学术成就是辉煌的。他年轻时家境贫穷，白天砍柴卖了换来纸墨，夜辄写书诵习，当时已以儒学而知名。后从其祖父葛玄（道家学，精于炼丹）的徒弟郑隐修道炼丹，又从上党鲍玄学习，尽得其传，兼综练医术，贡献巨大。他著述甚多，计有38种，属医药者有：《金匮药方》一百卷（本传）、《神仙服食方》十卷（隋志）、《肘后救卒方》（后名《肘后备急方》）、《抱朴子》等。

葛洪在岭南生活的15年中，对我国骨科的发展作出了划时代的贡献。此间，他撰写的《肘后救卒方》《抱朴子》等著作，论述了开放创口感染毒气之说，强调早期处理伤口的重要性，主张以酒、盐水、葱等处理伤口；描述了骨折和关节脱位，倡导手法整复疗法，介绍了下颌关节脱位整复法，应用竹制夹板外固定骨折；记载了危重创伤征候，如颅脑损伤、大动脉创伤出血等，并提出用止血、镇静、补津液、补血和禁食等救治之法。其后，唐代孙思邈（640年）的《备急千金要方》，推广了葛洪创造的夹板固定骨折疗法，介绍了葛洪诊治骨折脱位以及下颌关节脱位经验，这是孙思邈在骨伤科一大贡献。王焘（752年）《外台秘要》及日本丹波康《医心方》（984年），均辑引了不少《肘后救卒方》的内容，影响深远。

近代，广东骨伤科也涌现了不少名家，在其所在的年代和区域，饮誉一方，他们或秉承家学，或得名师真传，在广东的经济、地理、人文的背景下，博采诸家之长，创造了具有岭南特色的骨伤科。

梁财信（1763-1855），广东南海澜石人士。原务农，谙武术，后随当地跌打医生潘日舒行走江湖，得潘氏真传，梁学而益精。据光绪《广州府志·刘传二十八方技》记载，梁氏接诊一胫骨粉碎性骨折病人，梁检查后说："骨碎矣，折可缚，碎不可缚也。"乃让病人饮以麻药，使不知痛痒，以银刀剖其肉，钳去骨之碎者，随后用锯截口而齐之，又取羊脚骨等其分寸大小而代续之，再以麻线缝合创口外敷以药，逾月遂能行走。虽然《广州府志》的记述未可尽信，但也说明梁氏已使用麻醉药施行骨科手术。

梁氏行医之澜石，乃木材集散地，又毗邻手工业发达的佛山、石湾，工伤事故不少，且清末民初社会动荡，南海一带堂口林立，盗匪横行，械斗、枪战时起，伤员很多，而跌打医生却少，故找梁氏求医者甚众，使其在跌打、炮火金伤等各类创伤的治疗中积累了经验，一些开放性骨折，乃至胸腹火器贯通伤亦为梁氏治愈，故其在当地声誉很高。梁氏在配制跌打药方面也有独到之处，有严格的制作规程，制膏所用线丹分量以及煎制时间随季节不同而加减，还使用鸦片止痛。以梁财信跌打膏药为主的代表成药，至今还为岭南人所熟悉。方为：

柴胡、乳香、灵仙、枳壳、炒山甲、萆薢、木瓜各6克，白芨、连翘、防风、防己、红花、白芷、白藓皮、赤芍、黄柏、白前、苦参各90克，羌活、银花、独活、皂角刺各120克，木鳖、白芥子、骨碎补、生川乌、夏枯草、续断各180克，荆芥、坤草、蜈蚣、草麻各240克。以上各药加生油12.5千克、麻油6千克，共煎之（春季煎3日、夏季煎1日、秋季煎4日、冬季煎7日），煎成后加苏合油120克，去渣净油每斤加线丹（分量随季节气候之变化而加减，一般为半斤）。梁财信跌打丸也曾风行一时，其组成为：川芎、骨碎补、郁金、三棱、莪术、蒲黄、延胡索、五灵脂、赤芍、丹皮、续断、防风、当归身各300克，坤草、红花、香附、台乌、田七、生地黄各240克，柴胡180克，青皮150克，木香90克。以上各药共研为细末，炼蜜为丸，春夏为三，秋冬加五，每丸重9克。

梁氏医术尽传其子梁然光。梁然光，擅理伤续骨，其孙梁秉枢、梁秉端均世其业。曾孙梁以庄、梁匡华民国年间任广东光汉中医专门学校教师，他们认为："跌打科，乃医学局部名称之一种，其所得之病状，不外一个'伤'字，而伤则跌伤、打伤、炮伤、金伤、火伤五种，均可伤及筋、骨、血、肉，此乃为伤科最重要之学理。"反映了当时中医伤科学理论水平。

李广海（1894—1972），广东佛山人。其父李才干（1832—1914）臂力过人，善好技击，得金山寺智明和尚跌打真传，于佛山平政桥沙涌坊开设跌打医馆，医治跌打刀伤，享有盛誉，为清代名医。李广海自小攻读中医典籍，博览群书，14岁随父临证，丧父时年20，继承父业，在佛山应诊。李广海不仅精于伤科，且中医功底深厚，通晓内、外、妇各科，治疗枪伤、烧伤和胸腹伤等严重创伤，疗效甚佳，尤以手术或药捻导引取弹头而闻名。李广海对骨折治疗近关节骨折采取超一个关节固定，提倡骨折处纵轴挤压促进骨折愈合，早期功能锻炼以加速伤肢功能恢复。

李广海在内治法运用上主张大破大立，他认为"凡跌打损伤，瘀血内蓄，急宜逐瘀"，而逐瘀之后，"瘀血既去，势必气血两伤，要收合功，理应温补"。对瘀血积于内，正虚邪实者，宜攻补兼施。开放损伤，亡血甚者，先要固脱，而后祛邪。在外治法上，还主张分寒热虚实，辨证施治，与内治法相辅相成。

李氏之"李广海风湿跌打膏"，是省、港、澳及东南亚有影响的跌打膏药，方药组成是：田七240克，闹羊花、皂角、细辛、麻黄、川芎、北紫草、毛麝香、石菖蒲、防风、当归、蒿本、丹皮、生半夏、桃仁、荜茇、没药各90克，麻（生）

油20千克，黄丹7.5千克，樟脑1千克，冰片120克。"李氏白药膏"凉血、止痛、消肿，已有数十年的临床使用记录，以煅石膏500克、凡士林600克、麻（生）油60克调成。

林荫堂（1879—1964），广东东莞人士。少年出家罗浮山，学得正骨术与拳术，还俗后，在广州设医馆，兼授拳术。林氏认为骨伤科应以手法治疗为主，然后外敷药物，曾治好众多危重病人，至今在广州百姓中传为佳话。

管镇乾，祖籍江苏武进，行伍出身，道光至咸丰年间被授军医二品衔，精于跌打刀伤，后流寓广东大埔，同治年间寄居佛山开设医馆，故以占籍。光绪元年（1875年）4月，台风毁塌房屋，人多伤毙；光绪四年（1878年）3月，佛镇城西大风后又发生大火，死伤尤惨；光绪十一年（1885年）4月，佛山火药局被焚，殃及四邻房屋倾跌压伤无数，管氏三度抢险赴救，治愈外伤、烧伤病人无数，遂名声大噪。管氏卒年72岁，当地人民为纪念他拯溺救焚不受酬金的崇高医德医术，建造忠义祠牌坊，《南海县镇志》为其立传。儿子管炎威，号李耀，继承父业，为广东近代外伤科名医，历任广东中医药专科学校外伤科主任、全国中医教材编委会委员，编撰有《伤科学讲义》《救护学讲义》《救护队讲义》等。其孙管泽球（1889—1890），号需民，新中国成立前历任广东中医专、光汉中医学校、汉兴中医学校外伤科教席，编有《外科讲义》《花柳学讲义》等教材。新中国成立后于1962、1978年两次被广东省人民政府命名为名老中医。

何竹林（1882—1972），广东南海人士。何氏家族自明清以来，世代从医，精于伤科。何氏伤科流派原属少林洪门，父亲何良显清代在粤悬壶，精武技及伤科医术。何竹林自幼秉承庭训，私塾之余，侍诊左右。8岁被送入广州光孝寺跟随少林派老和尚学医，后又随武林高手番禺胡贤拳师学技，随同入乡进士桂南屏习文，1901年18岁离家至江西、武汉、嵩山、洛阳、上海、北京、山东、南京、哈尔滨各地寻师访友，博采众长。1904年返回广州开设医馆。

行医期间，他救活了当时法国教会医院洋医生认为无药可救的坠楼多发性骨折、头伤、昏迷不醒的老侨眷，治愈上臂枪伤骨折合并感染的孙中山副官马伯伦。1927年广州起义期间，他曾为起义领导人苏光征、陈郁、何来以及工农赤卫队的伤员治伤。对腹部火器贯穿伤、肠管外露的伤者，以银花甘草水外洗，把肠管送回腹腔，用丝线缝合伤口，外敷生肌膏而取得成功。1935年广州西关东善戏院大火，当时跌伤、踩伤、烧伤80多人，送到邻近的何竹林医馆，在他的精心治理下,这批伤者获得良好的治疗。1937年,抗日战争期间,日机轰炸广州,大批市民死伤,何竹林在自己的医馆设救护队,自备药物,救护队员日夜抢救,救治了许多危重伤员。何竹林救死扶伤,医德高尚,医术精湛,蜚声广州,远播海外。新中国成立后,国家筹建广州中医学院,73岁的何竹林受聘为筹备委员,兼任广东省中医院外科主任,主编广州中医学院《中医外科学讲义》,从事教学工作。他授徒60余名,培养了广州中医学院多届本科生、中西医结合提高班学员、进修班的骨科专业人才。

何竹林重视基本功训练,他认为:"中医骨伤科医师是中医内科医师加上一双懂得续筋接骨的手。"并告诫徒弟:"忽视基本理论学习,仅重视复位手法和夹缚固定操作,只是一名'驳骨医',遇到危重症便会束手无策,误人性命。"

何竹林认为:理法方药、力量素质是每个骨科医师所必须重视学习训练的基本内容。其中"理"包括对人体生理之常、病理之变的掌握,以注重整体、把握动态的辩证思维方式指导临床。他认为:识病辨证,讲究眼力,而内服外敷全凭药力,伤后用药有利损伤组织修复,损伤疾患,不离气血之变,辨证论治以四诊八纲为依据,伤科三期八法(通下瘀法、活血化瘀法、和营通络法、温通行瘀法、清凉解毒法、行气活血法、固本培元法、兼病治法)为基础,着重调气血,治兼证。对于筋骨久病、虚实求之,他广参众法,取长避短,既用经方,也用时方,并注重药物性能、配伍、炮制,使药性得到充分发挥。他善用岭南草药,经验方驳骨散对骨折中期有显著疗效,已入编全国中医学院统一教材《骨伤科学》及《中国医学百科全书》。何竹林曾在广东鼎湖山、罗浮山、西樵山等地采摘岭南草药,鉴别应用,他说:"草药是中药的前身,中药是草药的发展。"如入地金牛、大驳骨、千斤拔、三桠苦、穿破石、毛冬青、黑老虎、铁包金、金耳环等是他常用的岭南多见的草药。在骨伤手法治疗上,他认为:骨伤科治疗方法外治为其特色,续筋接骨、夹缚固定、手法理伤是治疗成效的关键,不知伤情,不明筋骨解剖以及伤后变化,治疗无从谈起,要识体相,辨清伤情,才能施出有效手法。对正骨手法运用,他要求稳妥、准确、轻巧、勤练、活用刚柔迫(压)直(拉)等作用力,手法选择因人而施,他认为:"接骨者应如扶植树木,以顺其性意,是谓至治。"此外,何竹林很重视骨伤科医师体能训练,他认为力量素质是骨伤科医师的基本素质。"欲得力量,必先强身","有强健的体魄,才能有足够的力量,否则至施行手法时就有心无力了"。

对于正骨手法,何竹林总结有牵导、抗撬、旋转、屈伸、推挤、反折等。对肌肉壮实的骨干骨折,常用反折法:肩关节前脱位则以旋转、推挤、抗撬法;肘关节后脱位常一手持患腕,另一手握肘部,以拇指抵于肱骨干前端向后推挤,其余四指在后勾着尺骨鹰嘴往前抠,同时牵导下屈肘。

何竹林常说中国骨伤科之祛瘀药,为世界各国医学所无,至于各种复位手法或夹板等技术很快将出现中西医结合而有所提高,但对施术前的麻醉药,不能不以西医为较优。他对祛瘀药的评价、中西医结合的肯定以及麻醉药的看法都是很中肯的。

何竹林对近代西医学体现了很大的包容性,他与当年广东的著名西医专家如广公道、叶鹿鸣、谢志光等经常切磋学术,相互学习,结下深厚友谊。在临床上他赞成骨牵引结合小夹板固定治疗某些骨折。当年他经常被邀请到广州地方各大西医院如中山医学院附院、广东省人民医院、广州军区总医院会诊,提出中医治疗的方案,并协助总结,深得西医专家的认同与称赞。何竹林说:"中医骨伤科要与时俱进,故步自封不利于事业发展。"

何竹林献出多种伤科秘方,如风湿跌打膏、通脉止痛散、金枪膏、生肌膏等。

通脉止痛散:麝香、冰片各0.6克,儿茶、田七、延胡索、乳香、没药、天麻、郁金各12克,血竭、五灵脂各15克,熊胆1克,辰砂3克,当归20克,共研细末,内服。

驳骨散:桃仁250克,栀子500克,侧柏叶1500克,红花750克,黄柏、黄芩各500克,骨碎补1500克,薄荷1000克,归尾1000克,大黄1500克,毛麝香1000克,黄连250克,防风500克,丹皮、银花、透骨草各1000克,甘草、蒲公英、赤芍、土鳖、自然铜各500克,田七、石斛各250克,鸡骨香1000克。研末,酒或醋调敷。

金枪膏:大黄、花粉各250克,黄芩、红花、归尾、生地黄、扁柏、防风、荆芥、薄荷、银花、甘草、黄连各120克,生石膏750克,面粉250克。共研细末,加凡士林2000克调成膏。

生肌膏:黄蜜蜡180克,猪油680克,炒面粉120克,松香30克,冰片、麝香各1.8克,乳香、没药、川连、血竭、儿茶各30克,当归、樟脑各60克。调制好后置阔口瓶密封贮存。

百灵膏：

第一组药（浸油药料）：麻黄、川芎、独活、羌活、当归、附子、乌药、荆芥、威灵仙、三棱、桃仁、泽兰、桂枝、防风、高良姜、白芷、骨碎补、莪术、土鳖虫、川续断、马钱子、红花、丁公藤、宽筋藤、甘草、栀子各250克，茶油（或花生油）45千克，黄丹22千克。

第二组药（后下药）：川乌、草乌、半夏、天南星、木香、丁香、乳香、三七、苍术、白术、小茴香、花椒、细辛、桂枝、自然铜各30克（以上各药为末，过65目筛和匀，收膏前加入），麝香、冰片、冬青油、艾片各等分（根据需要最后加入，孕妇忌用）。

百灵膏属硬膏，遇热则软，冷却后变硬，何竹林曾将其制作夹板，用于某些骨折。

蔡忠，广东海康人士。少年师从戏班武师新锦（少林派嫡系洪熙官之四传弟子）学艺，尽得其师武技和医术之奥妙，为新锦的得意门生。后新锦因少林弟子遭清廷清剿而逃往海外，蔡忠亦远涉新加坡，创制跌打刀伤药万花油。民国初年复返广州，开设"普生园"跌打骨科医馆，求诊者络绎不绝，为当时西关一带有名的骨科医生。蔡忠医术传妻梁敦娴、婿肖丽湘和子蔡荣。蔡荣（1921－1980）秉承父母续筋接骨之技，博取众医家所长，在脏腑学说的基础上，结合伤科专业特点，总结出伤科的脏腑、经络、皮肉、筋骨、气血、精津病机。

脏腑病机：蔡荣认为损伤与脏腑、经络关系密切，损伤可传脏腑，脏腑病变也可引起局部的反应。他很同意李东垣"恶血必归于肝"的观点，认为"损伤之证，恶血留内，不分何经，败血凝滞，从其所属，必归于肝"。

经络病机：蔡荣认为"经络的病候主要有两方面：一是脏腑伤病可以累及经络，经络伤病又可传脏腑而出现症状；二是经络运行阻滞，影响循行所经组织器官的功能，出现相应部位的症状"。他还认为，伤病发生则皮肉、筋骨受损，或损及皮肉或伤及筋骨，感染或留伏于筋骨或阻于皮肉，因而产生一系列病变。

气血、精津病机：蔡荣认为气血、精津是脏腑功能活动的物质基础。精津的病变，多是伴随皮肉、筋骨、经络、脏腑的伤病而发生，若皮肉受害、筋骨病损，则局部组织为肿为病，若经络阻塞、脏腑不和，则停在体内化邪为患，以致气血凝滞，或精津亏耗而引起一系列病变。

蔡荣论述了损伤和骨关节病变，亦能引起机体病变。挤压伤或严重创伤感染，出现涎少、汗少、尿少、口渴、口燥唇干、舌裂无津、皮肤干燥、眼窝凹陷的失水症状；创伤失血出现口干烦渴、小便短少、大便秘结等津液不足之候；创伤休克所表现的神态异常、肢体出汗、皮肤湿润、尿少等症状，都是"精气伤、津液损"和"精津亏耗，则失神"之故。这些见解对伤科危重症的中医辨证论治具有指导意义。

蔡荣据其对伤科病机的见解，形成了自己的伤科治疗方法。他在伤科常用内治法有八种：攻下逐瘀、行气活血、清热凉血、通窍安神、接骨续损、舒筋活络、补益气血、补养肝肾。

在伤科的辨证施治中，蔡荣尤其推崇薛已以脾胃、肾命为主，重视先天后天，力倡脾胃肾兼补的学术思想。对于损伤后期，创伤出血、伤口肉芽不长、骨折迟缓愈合、习惯性关节脱位、骨质增生、肾虚腰痛等，他常从脾肾论治，而不妄用破血逐瘀，采用补脾肾兼外治之法，每能取得很好的疗效。

蔡荣提倡以现代科技去认识中医，他曾主持对杉树皮的力学测定，进行了中西医结合治疗关节内骨折、骨折畸形愈合、骨折迟缓愈合及四肢、躯干骨折的临床研究。对一些伤科疑难病的治疗颇有疗效。

骨折迟缓愈合：先行手法复位、可靠夹板固定，治以补气血、养肝肾、祛瘀接骨舒筋之剂：当归、白芍、熟地黄、地鳖、自然铜、续断、骨碎补、木瓜、威灵仙、黄芪、桑寄生。外用洗剂：宽筋藤、钩藤、忍冬藤、王不留行、刘寄奴、大黄、防风、荆芥、生姜。并配合适当的功能锻炼、点穴、按摩。

骨缺血坏死：蔡荣认为骨缺血坏死与《灵枢·刺节真邪篇》所云之"内伤骨为骨蚀"颇相似。他认为骨折气血受损，导致肾阴亏虚，骨髓不充，骨失濡养而坏死。症见肝肾不足征候，气阴两虚之舌脉，或虚火上炎，或自汗盗汗，或骨热酸痛，或骨痹痿软。内治宜滋补肝肾、调养气血；外治则行气血、温经通络。

岭南骨伤科前辈们博采诸家之长，遵循中医学术规律，用药尊重古方，且又善用岭南草药，丰富了骨伤的用药内容，对近代科学和医学有相当的包容性。他们的治疗过程中，大多涉及开放性创伤，而且很有成效，外固定原料则以杉树皮为主，使中医骨伤科具有鲜明的岭南特色。

第九章 "超级细菌"袭来的警示谈中西医

记得以前有位外国的专家说:"人类正面临细菌大反扑的前夜!"听起来有些让人犯怵,但又会让人生疑,情况有这样严重吗?

近些年来,"非典"、禽流感、猪流感连续袭来,已经使我们手忙脚乱,几乎束手无策,最近又出现NDM-1细菌,它几乎对所有抗生素都有抗药性,所以被称为"超级细菌"。这难道还不能给人类一个警示吗?

青霉素的发现,标志着抗生素纪元进入化学药物治疗的黄金时代,大量的细菌性感染性疾病得到了有效的控制,但随之而来的细菌抗药性问题、抗生素过敏、引发正常菌群失调等问题,破坏了人体环境生态平衡。以抗生素治疗细菌感染性疾病,就像是以细菌作敌人、人体为战场的一场与细菌的对抗战。化学合成药物的毒副作用带来大量药源性、医源性疾病,污染体内环境,这种外因论治疗学说,有其自身的局限性,成为当今西医界最困惑的问题。1998年,美国因药源性疾病反应,住院抢救者高达210万人,其中死亡者10.6万人。1997年我国210万人因西药药物反应住院,19万人因此而死亡,相当于我国每年死于10余种传染病人数总和的12倍。诚然,现代预防医学的疫苗对于病毒结构稳定、无明显变异的流行性疾病,如天花、麻疹、小儿麻痹等的预防作用是明显的,但是遇到"非典"、H5N1这类病毒,情况就不同了,人们急于研制疫苗,疫苗研制出之后,病毒又变异了,疫苗对于变异的病毒不起作用,达不到预防的目的。这类病毒处于不断变异之中,像是"移动的靶点",西医在后面捕风捉影。西医总是出现了病情找病毒,针对病毒找药物,越寻找特异性药物,越找不到,所以单独依靠西医来预防病毒性疾病,显得很被动。

一、自然治愈能力是生物与生俱来的恢复健康的力量

除人类在伤病时可以寻求医药的帮助外,其他生物的伤病都以自己的力量恢复健康,这就是生物与生俱来的自然治愈力,包括了"自我再生机能""自我防卫机能",例如人受伤后,血小板立即凝聚伤口止血,特异细胞产生

体液免疫和细胞免疫功能阻止病毒或细菌入侵，同时，人体有创伤的指令被检测到，伤口附近细胞开始分裂，以自身DNA指令，生长出新细胞，最终伤口得以愈合。

调动起内在的再生机能和防卫机能，发挥与生俱来的恢复健康的力量，使患病的机体康复，是当前最值得探讨的问题。

二、西医的发展

从西医医学模式可以看出其发展轨迹，古代医学模式是神灵主义医学模式，认为疾病是神施与的惩罚，随后发展为自然哲学的医学模式，继而机械论的医学模式，直至生物医学模式，这种对已发疾病，采用"对抗式"的医学模式，是一种单纯的疾病治疗模式，是被动治疗，缺少人的自然属性、社会属性和心理属性，而这些属性的影响所发生的疾病，是对抗性的生物医学模式所不及的，且化学药物的副作用令人担忧，而对生物医学模式的作用途径和理念产生质疑，于是出现了新的生物—心理—社会医学模式，这是西医的发展、进步。当前在西医领域里生物医学模式和生物—心理—社会医学模式开始叠加进行，但是如今西医治疗疾病，生物医学模式仍然是主要的，因此，我们因头痛脑热去医院看病，更多的仍然是接受抗生素等化学合成药物的治疗。

三、中医为中华民族的繁衍昌盛做出了卓越的贡献

人们通常认为，中医只能治疗慢性病、老年病，其实中医是在治疗传染病中发展起来的。东汉建安年间伤寒症大流行，医家张仲景总结临床经验，提出了"伤寒论"，有效制止了伤寒传播，从此奠定了中医诊断和治疗的理论基础。明代永乐至崇祯年间曾发生多次大疫，吴又可及叶天士等医学临床家形成和完善了"温病学说"，中华民族在制服传染病上又迈了一大步。

据《中国疾病史鉴》记载：西汉以降的2000多年里，中国先后发生了321次疫病流行。由于中医的有效预防和治疗，都在有限的地域和有限的时间内，控制了疫情的蔓延。中国历史上从来没有出现过西班牙大流感那样一次造成数千万人死亡的悲剧。近几十年来，中医在一些重大疾病的防治上作用也十分显著，1956年石家庄流行乙型脑炎，中医以《伤寒论》中的方药，疗效超过世界水平；1958年广州流行乙型脑炎，中医参与救治，经统计中医的疗效达90%，且无

后遗症。20世纪90年代，美国疾病控制预防中心（CDC）对1988年上海以中医药为主治疗乙肝重叠甲肝与1983—1988年美国本土西药治疗同类疾病的死亡率，进行了统计对比，结果为0.05%：11.7%，亦即中美的死亡率之比为1：234。

"非典"防治期间，中医的作用已为世界卫生组织承认并高度评价。在艾滋病治疗方面，我国课题组的调研结果表明，中医药疗效远高于西医药，而且治疗费用远低于西医药。

自2000多年前《黄帝内经》问世到今天，中医迈入独特的医学理论体系的成熟阶段。中医药具有生态学优势，中医治病之道是恢复生态学，养生之道是发展生态学。中医治病注重发挥人体自身的调节作用，无论是药物疗法还是非药物疗法都遵循"整体观念"和"辨证论治"两个原则，也就是因人、因时、因地制宜，从人体整个系统去调节平衡状态，调动、发挥与生俱来的恢复健康的力量，达到身体健康的目的，因而大大降低了医源性或药源性疾病的发生。据中国中医科学院岳凤先研究员统计，新中国成立40周年，中药毒副反应的报道仅5000例，且多属用药不当。

事实证明，无论是从我国优秀传统文化的传承角度看，还是从卫生经济学、生态学、预防学和重大传染性疾病的防治角度看，中国的中医是最有前途、最重要的知识经济产业。因此，必须确立中医药在我国医疗保健体系中的主导地位，这不仅对于世界的医疗模式将产生巨大示范意义，而且还会为人类医学做出贡献。专家们预测，21世纪是整体医学的世纪，中医药将代表未来医学的发展方向。

（2010年8月23日）

注：本文统计资料部分出自中国科学技术信息研究所有关报告

第十章　中医没有"亚健康"

前些日子,《深圳商报》记者和我谈论亚健康问题,几天后在《深圳商报》《健康有道》栏目刊登了《到底有没有亚健康》的"专家激辩"文章,辩论一方是萧劲夫:亚健康不存在;另一方则是:亚健康确实存在。关于亚健康我再说些个人看法。

一、亚健康是西医研究方法的短板

亚健康是西医认为身体明显不适而又难以做出疾病诊断的第三种状况,便是亚健康。据说广东省亚健康专业委员会还制订了一个亚健康诊断方案:如果一个人有明显的不适,也有很多亚健康的症状,经过3个月没有缓解,各种检查都没有异常,就可初步判定为亚健康。

被认为亚健康者可能有此类症状:头晕、腰痛、胸闷、多汗、乏力、四肢困倦、精神不佳、食欲不振、入睡困难或嗜睡、心慌、焦虑、记忆力下降等等。

1970年以前,西医检查不出乙型肝炎病毒,所以那时对没有临床症状的乙肝患者则被视为健康者,如果有症状,且肝功能正常时,也可能认为是"亚健康",这样的结果是西医的"还原论"造成的。"还原论"必须找出病源,然后消除病源,如果找不到病源,西医就无法对号入座地进行治疗,于是只能无奈地称之为"亚健康",如此的无奈,实为西医研究方法"还原论"的短板。

中医认为,疾病与健康是相对而言的。人体脏腑、经络生理流动正常,气血阴阳协调平衡,即是健康状态。若在致病因素作用下,人体脏腑、经络生理活动异常,则气血阴阳平衡协调关系遭破坏,阴阳失调,而出现临床症状,便发生疾病,并无第三状态。

中医通过望、闻、问、切四种手段收集的资料、症状和体征,通过分析、综合,辨清疾病的原因、性质、部位以及邪正之间的关系,概括为某种性质的证,也就是疾病的状态,此过程为辨证。随之根据辨证结果,确定相应的治疗方法。

二、未病先防治亚健康是附和西医

未病先防是"治未病"的一个方面，其具体措施包括：调摄精神、加强锻炼、饮食起居有节等增强机体正气，防止疾病发生。另一方面是"既病防变"，包括早期诊断、早期治疗以及根据病情转变规律，防止疾病恶化。

如果把亚健康作为治未病的未病先防来处理，就背离中医观点，而是附和西医亚健康不是病的说法，中医认为只要出现临床症状，便是发生疾病，因此亚健康并非"未病"，而是"既病"，且未病先防的所有措施也不能很好地解除所谓亚健康的许多症状。既然是病，就需从证来演绎，所谓亚健康，还需中医辨证施治，这才是中医的优势。

"治未病"的思想见于《内经》，我国历代道家对此多有研究、论述。自2007年吴仪副总理提出将"治未病"引入卫生实践后，"治未病"顿时绽放前卫的光彩，引起各地对"治未病"的重视，纷纷建立"治未病"中心，发表的相关文章更是连篇累牍，"治未病调亚健康"也是时髦的提法。

我认为治未病的重大意义在于它是一个提高人类生活质量的知识体系，是未来医学的发展方向，将为"人人拥有健康"的大生态观做出贡献。

无疑重新重视"治未病"是件大好事，但请勿庸俗"治未病"！

第十一章　中医! 中医!

中医药学是我国原创性医学，是我国应用了几千年的成熟理论医学，是我国第一大发明。

中医药重养生、保健、防患于未然，这是世界其他各地医学无法相提并论的。

中医治病不单用药，也用针、灸、按摩等几乎无需成本的非药物疗法，也是世界各种医学十分少见的。

中医讲究天人合一，通过五运六气预测，准备来年用药，是独树一帜的。

中医讲究整体论，以望、闻、问、切进行辨证论治，是西医还原论和辨病论治不可企及的。

几千年来中医凭着有效的预防和治疗，在先后发生的321次疫病流行情势下，都在有限地域和有限时间内，控制了疫情蔓延。中国历史上从来没有出现过西班牙大流感那样一次造成数千万人死亡的悲剧。

中医学为中华民族的繁衍昌盛，立下了不可磨灭的功勋。但是，源远流长、博大精深的中医目前正陷入种种误区和困境，甚至出现了许多不应有的失误。

首先是中医教育的失误，许多院校缺乏中医特色教育，培养的中医医生难以担当传承中医药事业的重任。课程设置上存在缺陷，基础教育系统弱化中国传统文化，导致学生理解中医概念和理论相当困难。教材中掺杂了牵强附会的西医学诠释内容，老师无法授课，学生无所适从，结果莘莘学子中医没有学好，西医也没有学到。学好中医需要深厚的传统文化底蕴和广博的知识为基础，不能草率得出答案。也就是说，建立在直觉思维上的"悟性"非常重要。这对从小学至高中就通过理化培养出逻辑化、概念化思维方式的当代国人来说，考入中医大学一开始就存在"先天不足"。

我们应该感觉到中医队伍在严重弱化。这不仅是在数量上的大大减少，内在质量也明显下降，直接影响中医疗效。

中医药研究方向与方法论亦步入跟着西医跑的误区，不仅将宝贵的中医药研究经费浪费到老鼠身上，还以为中医理论是从实验室出来的。

中医陷入中医药现代化、国际化的误区，误以为现代化是搞清中药的"有效成分"，放弃中医优势，把中医改造成西医水平，误以为重要系列标准必须与国际接轨，把美国FDA的认可作为进入世界医药市场的标志。我们周边国家和地区受中华文化影响，都在用中医药治病，中医早就走出了国门，西方国家不懂中医药，国际上哪有中药之轨（中药标准），跟谁接轨？美国FDA不懂中药，也根本没有资格审评中药。因此，我们只能根据几千年中药之标准制定我们的中药之轨，向外铺轨，让他们跟我们接轨。

近几年，国家已经认识到中医药保证生命健康的作用和岌岌可危的处境，正在努力振兴中医药。中医应该摆脱"科学主义"束缚和压制中医药原创优势的政策法规，立足于全面继承基础上自主发展。中医药的科研要走出实验室，以临床为主，确立自主创新的"我主人随"的中医药国际化战略，尽快整合中医药,令其进入并形成国家核心竞争力。此外,教育必须培养真正的中医,应将师承和自学的教育模式与院校教育并重。

中医兴亡,匹夫有责。振兴中医药有太多工作要做。我们这些为中医药奋斗了几十年的资深中医更应带头兴利除弊,正本清源,共铸中华医魂伟业。

（资料源自中国科学技术信息研究所《促进中医药科研教育体系建设与发展研究总报告》）

第十二章　模拟中医正骨手法整复机械的研制

徒手闭合整复是治疗骨折和关节脱臼的一种方法,我国的历史条件促进了这一方法的发展,使其成为一套完整的、疗效卓绝的中医正骨手法。

但是,徒手整复骨折受体力、配合和技巧等限制,欲取得理想整复效果并不容易。为此,笔者在对中医正骨手法研究分析的基础上,进行了模拟中医正骨手法整复机械的研制,力图通过严谨的力学原理来保证中医正骨手法在施行中达到完美境界,从而加速骨伤科的发展。

一、中医正骨手法的生物力学

人的运动是以骨骼为杠杆,关节为枢纽,肌肉为动力而发生的。肌肉的两端超越关节面附着于骨,骨则支撑着肌肉保证其收缩的功能。肌肉根据关节的特点而十分适当地分布,使其各个方向的拉力接近平衡。当骨骼受到暴力冲击而折断时,骨骼的杠杆被破坏,肌肉失去支撑,平衡也随之被破坏,这时肌肉的收缩则造成各种骨折移位。如果把一个骨折端看做质点,这个质点在空间自由运动,其运动位置可能需要三个独立坐标来决定,即可能存在前后、自转（沿骨的轴线旋转）和公转（以邻近某一点为支点的转动）等运动,即三个自由度,前后运动即骨折的重叠移位,自转即骨折转轴移位,公转则可能是骨折的内外、上下移位。多种中医正骨手法,运用多方向的作用力,有效地消除这些自由度,如拔伸牵引以沿肢体纵轴的作用力,消除重叠移位;挤推提按用与肢体纵轴成不同角度的作用力消除内外和上下移位;旋转则以近折端为圆心作旋转,消除公转所致的折端背靠背移位(反锁)等等。在多种中医正骨手法中,拔伸牵引是必需的,这是因为在多种移位中,重叠移位最为常见,必须以拔伸牵引来矫正骨折端的重叠或解脱与软组织的嵌插,虽然有的骨折并不存在重叠移位,但拔伸牵引仍起着保持对线作用,因此,拔伸牵引无论在什么情况下都必须施行。

"欲合先离"是指整复骨折必须通过拔伸牵引使重叠移位(或嵌插)得以矫正,才可能使用其他手法来矫正其他移位。"离"不可太过,太过会过多损伤骨折周围的软组织,影响骨折生长,如果撕裂了仅有的将两骨段连成一体的软组织合页,则更会影响复位的稳定性。如对桡骨上段等骨折部位过度的"离"还可能导致折端旋转。同时,中医正骨手法的作用力是多方向的,而拔伸牵引是沿肢体纵轴方向的,骨折周围的软组织在拔伸牵引力的作用下发生形变时便产生张力,纵使是在一般麻醉下也是如此,因为麻醉剂只作用于中枢或传导神经,并不作用于肌肉本身。而拔伸牵引力愈大,软组织的张力愈大,因此,牵引太过时,折端过度地"离",则会造成骨折周围的软组织合页或其他如肌肉、韧带等张力增大而绷紧,这样不仅使手感不清楚,更妨碍其他手法的施行。所以拔伸牵引应该是恰到好处的,既要矫正重叠,解脱嵌插,又不增大软组织的张力。纵使如此,由于在拔伸牵引力的存在下,骨折周围软组织的张力也同时产生张力。虽然有时这些张力能形成软组织的夹板作用,维持复位的稳定,但也能造成骨折移位,所以整复骨折时,在有效牵引(矫正重叠)下,使不利于复位的软组织张力不再增大,但有利于复位的软组织张力又不减少的理想状态,是我们所追求的。整复时助手提供拔伸牵引力,当整复者施行整复手法时助手必须随着整复者不断复位变化的作用力相适应地伸缩,两者同步运动,这个时间上的同步性,也即是"回弹"性。这样的状态出现时,骨折处软组织表现比较松软,但重叠却已矫正,施行其他手法也十分应手。在手法作用力作用下,借助软组织夹板的作用,使移位的骨折端得到一个最佳对合位置。中医正骨医生凭着熟练的技巧、坚强的臂力及握力与助手默契配合,营造这样一个理想状态而将骨折复位。但是人力牵引是不可能恒定的,这个理想状态在不断地变化着,仅是瞬间的存在,整复者在整复过程中就是在努力捕捉这一瞬间。事实证明,由于单纯的徒手整复的拔伸牵引力的不恒定、不均匀,不但使整复难度大,且在前臂骨折有20%-40%的病例发生骨折的两端旋转或成角。

诚然,使用中医正骨手法整复骨折具有组织损伤小、病人痛苦轻和使用安全等优越性,从而缩短了骨折的愈合时间,较快和较好地恢复伤肢的功能。可是要达到这个理想的效果,是有相当难度的,因为徒手难以满足整复时在力学上的需求。

二、器械复位概况

运用机械力辅助处理骨折

人们很早就对器械复位进行了尝试,远在公元前4世纪,古希腊希波克拉底(Hippocrates of Cos)便设计了牵引臼床(Hippocrat-icBencb)(见图1-11-1)。

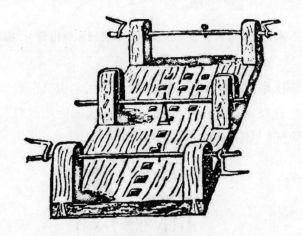

图1-11-1 希波克拉底牵引臼床,摘自《Source Book of orthopaedics》

1337年我国元代危亦林已使用滑车装置悬吊整复髋关节脱臼和脊椎骨折(见图1-11-2)。

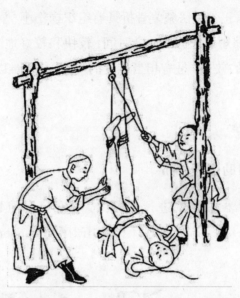

图1-11-2　危亦林使用滑车装置悬吊整复髋关节脱臼和脊椎骨折，摘自《伤科汇纂》

　　1664年法国巴累（A. Pare'）制造了股骨骨折牵引复位器整复股骨干骨折（见图1-11-3）。此技术迅速传遍欧洲。16世纪法国使用螺杆装置的复位器整复上肢和下肢骨折（见图1-11-4）。

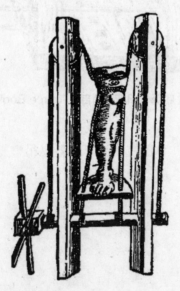

图1-11-3　巴累股骨骨折牵引复位器，摘自《Source Book of Orthopaedics》

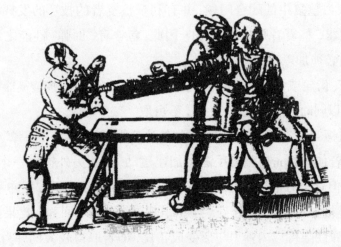

图1-11-4　16世纪法国使用螺杆装置的复位器整复上肢和下肢骨折

摘自《Source Book of Orthopaedics》

直到今天，国内外为数不太多的复位器械中，虽然有些还采用了电动乃至程控技术，但绝大部分仍沿用螺杆装置，只能是沿着肢体纵轴进行单一方向的牵拉，并无"回弹"，自然不能满足闭合整复骨折力学上的需求，无法消除众多移位的自由度。

三、中医正骨机械的设计思想及方案选择

中医正骨手法效果卓绝，是通过2000多年在实践中观察和认识的客观现象，是符合生物力学原理的科学。但是单纯的徒手操作，难以满足其力学需求，只有依靠机械装置，通过严谨的力学原理的保证，才可能达到力学上的完美境界。

模拟中医正骨手法的机械关键的问题之一是解决纵向牵引力。因为拔伸牵引是整复骨折必需的手法，也是在整复过程中最需要体力的一种手法。如果能解决拔伸牵引，也就大部分地解决了体力这个问题。据测定，在无麻醉情况下，上肢骨折矫正重叠移位拉力需15－40千克，下肢骨折则需要60－120千克。这个力度对于机械装置来说绝无困难，而且机械产生的拉力恒定，但模拟中医正骨手法的拔伸牵引关键在于"回弹"性能，如果能使拔伸牵引的机械装置具有"回弹"性能，则将单纯徒手整复的瞬间存在的理想状态，变为持续存在，

便于解决人力整复中的配合问题，并有利于整复者的技巧的发挥（如能达到上述设计要求，整复者则减至一人）。因此，包含有"回弹"性能之纵向牵引力产生的方案必须加以选择。

以螺杆、齿轮或杠杆为产生牵引力的装置虽为当前一些整复器械所沿用，但牵引力难以同时存在"回弹"性能，不可取。

滑动重锤是至今仍被采用的纵向牵引工具，并且存在"回弹"。但据牛顿第二定律，若使重锤m随整复手法做加速运动，则要另外提供一个相当大的F（F＝ma）。但这个力是整复者难以提供的，因此，滑动重锤方案亦不现实。

在整复机械的牵引部分安装弹簧，其弹力可有"回弹"效果。但虎克定律指出，在弹性限度以内弹力与形变成正比，即若取得较大的弹力（较理想的"回弹"）则必须用很大的力制造形变，这个方案也难付诸实现。

在液压系统中加入压缩空气，虽然可以得到"回弹"，但空气压缩缸的体积很大，要压缩常压的空气，很费时间。

最后笔者选择了能量贮存和释放装置，达到了多个整复作用力在时间上同步的效果，很好地实现了"回弹"的设想。同时据玻意耳—马略特定律证实这种装置的作用力是恒定的。这种设计使机械作用力既具有"回弹"性能，而且恒定，从而将单纯徒手复位的瞬间理想时机，变为持续存在，既模拟了中医正骨手法又胜于单纯徒手整复。

另外，徒手整复具有相当的灵活性，整复者是到病人的身旁进行整复的，而现有的一些整复床整复时必须搬伤员到床上，整复完毕后又要将伤员从整复床上搬下来，往返搬运不但增加病人的痛苦，还有使复位的骨折再次移位的可能。因此，设计的机械安装形式应该具有活动、轻便的特点。在整复下肢骨折时可将其搬至病床上进行整复，整复完成后，在维持纵向牵引下很方便地做好外固定等，然后再撤去机械，整个整复过程不用搬运病人。

四、中医正骨机械的临床应用

按照液压装置提供的纵向牵引力，通过压缩空气和贮能器产生"回弹"性能的设计方案，笔者自1976年开始研制中医正骨机械，至1984年止先后试制了6台样机。这些液压中医正骨机械主要是由脚踩油泵、油缸，"回弹"装置以及其他夹具、抵板组成，由一杆滑动杆将它们联系在一起。前5台可以整复四肢骨折，滑动杆可以水平旋转360°，有利于股骨及肱骨外科颈骨折的整复，还可上升50°、下降70°，有利于股骨骨折及髋关节脱臼的整复。牵引抵板可旋转100°，有利于踝部及小腿骨折的整复。另有用于小腿骨折整复的固定杆以整复小腿骨折。这些样机都可以安装在病床为病人整复，安装和拆卸都方便。第六台样机是前臂骨折专用正骨机，由于前臂骨折伤员可以行走，所以采用整复床的形式，这些样机都只需一人进行操作（见图1-11-5）。笔者先后应用这些样机于临床为150例四肢骨折的伤员复位，其中有股骨颈骨折，股骨粗隆骨折，股骨上、中、下1/3骨折，胫腓骨上、中、下1/3骨折，桡骨上、中、下1/3骨折，尺上、中、下1/3骨折，桡骨端骨折，掌骨骨折等，都达到了理想的效果。不但省时、省力，而且整复的难度降低，一次复位成功率得到大大地提高。对于那些大腿、小腿骨折均可不费力地一次复位成功，缩短了骨折愈合时间。对肱骨外科颈骨折在一人操作的情况下能顺利地复位。在150例病例中，复位难度较大的前臂骨折有65例，平均整复时间为9.1分钟。解剖复位率达83.9%。如病人张×，男，21岁，左桡尺骨中段骨折，入院后经人力徒手整复多次均失败，一周后使用前臂正复机只用了4分钟时间一次复位成功（见图1-11-6、图1-11-7）。又如病人高×，女，28岁，左桡骨中1/3鱼嘴形骨折，使用前臂正骨机整复也一次成功（见图1-11-8、图1-11-9）。

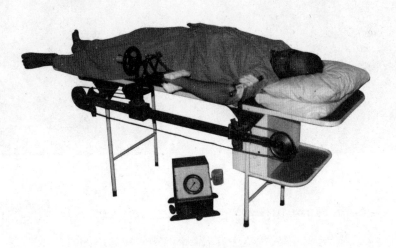

图1-11-5　前臂正复机

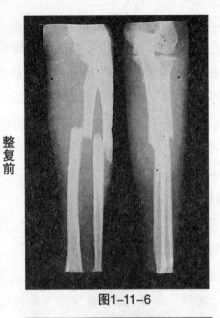

整复前

图1-11-6

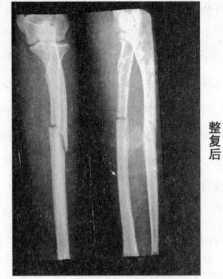

整复后

图1-11-7

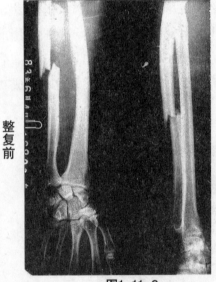

整复前

图1-11-8

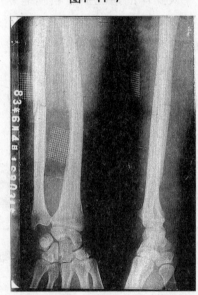

整复后

图1-11-9

为验证前臂骨折专用整复机的临床效果，笔者用其对65例前臂骨折的病人进行整复，并与65例徒手整复的前臂骨折病人作为对照，结果如下：

1. 病例资料

本组病例，年龄最小者7岁，最大者70岁，男女比例3∶1，按随机原则分成使用整复机整复组（下称"用机组"），及徒手整复组（下称"徒手组"），两组患者的基本情况如表1-11-1。

表1-11-1　130例前臂骨折患者的基本情况

组别	例数	年龄（岁）x±SD	单骨折人数	双骨折人数	桡骨骨折人数	尺骨骨折人数	骨折至整复时间（小时）x±SD
用机组	65	29.29±17.76	22	43	56	52	36±73.8
徒手组	65	26.74±18.22	24	41	54	52	28±66.7

从表1-11-1可见，二组病例的基本情况大致相同。

2. 整复方法

（1）用机组

采用前臂骨折专用整复机，由单一医生操作施行骨折复位术，术后用夹板固定。

（2）徒手组

按传统徒手复位术，由一医生配以2名助手完成，术后用夹板固定。

3. 效果比较

二组复位所用时间一次复位成功率、解剖复位率见表1-11-2、表1-11-3、表1-11-4。

表1-11-2　用机组与徒手组复位所用时间比较

组别	例数	复位所用时间（分钟）x±SD	P
用机组	65	9.13±5.82	<0.01
徒手组	65	18.83±12.92	

表1-11-3　用机组与徒手组一次复位成功率比较

组别	例数	一次复位成功例数	%	P
用机组	65	61	93.8	<0.01
徒手组	65	40	61.5	

表1-11-4　用机组与徒手组解剖复位率比较

组别	例数	解剖复位例数	%	P
用机组	65	54	83.1	<0.01
徒手组	65	42	64.6	

由表1-11-2、表1-11-3、表1-11-4可见，使用前臂骨折专用整复机进行骨折复位，其一次复位成功率及解剖复位率均优于徒手复位，二者差别经统计学检验有高度显著意义（P<0.01）。

2001年成功将液压装置更换为压缩空气作为工作介质。压缩空气具有无噪音、抗干扰性能强、无污染等特点，可在恶劣环境（如潮湿、超低温）中正常使用，重要的是能更好地发挥"回弹"性能，由此制造成前臂气动正骨机，应用于临床（见图1-11-10）。

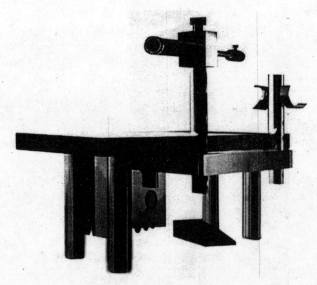

图1-11-10　前臂气动正骨机

2006年黄忠毅报道了前臂气动正骨机治疗前臂骨折47例总结。患者男35例，女12例，年龄最大72岁，最小9岁，其中桡、尺骨双骨折25例，桡骨骨折16例，尺骨骨折6例，受伤时间在28小时以内者38例，28小时至8天9例。治疗结果，解剖对位或接近解剖对位46例，占97.87%，其中一例，因患者恐惧，不能完成复位操作，占2.13%，复位过程中，1次复位成功41例，达87.23%，复位时间平均16分钟。

五、小结

（1）中医正骨手法以多方向的作用力，消除多种移位的自由度，其整复效果卓越。而中医的多种正骨手法中以拔伸牵引手法为必需，拔伸牵引必须具有"回弹"，单纯徒手整复是凭着熟练技巧，坚强臂力、握力和多个整复者之间默契配合捕捉一个瞬间的骨折复位的理想状态，难以满足力学的需求。

（2）只有在严谨的力学原理保证下才有可能使中医正骨手法达到力学上的完美境界。笔者多年来致力于模拟中医正骨手法机械的研制，选定了能量贮存与释放设计方案来产生具有"回弹"的纵向牵引，使其既有"回弹"，作用力又恒定，且只需一个人操作，这是徒手牵引所不能做到的。因此，正骨机械不仅模拟了中医拔伸牵引又胜于人力的拔伸牵引，在安装上也选用了活动的形式，整复下肢骨折时，可将机械装于病床整复。

第十三章　评《肝脏象理论现代研究述评》

在中医理论现代研究中，必须确切把握中医概念的特质。对中医概念的现代解释是中医现代研究不可回避的首要问题之一，而且在某种意义上甚至关系到整个中医学的发展前途。由于西学东渐过程中遗留的历史问题，以及其后一些研究者对中西两种不同传统的医学缺少深刻的把握，使中医界对自身概念的现代阐述发生严重混乱。现在这个问题已影响到中医学的生存和发展，是几十年来限制中医学现代研究的误区之一。

这种情况普遍存在于许多研究或文献之中，如《肝脏象理论现代研究述评》一文（《医学与哲学》20卷第4期，下称《述评》）综述并讨论了肝脏象的现代研究，但文中把"肝、胆、脾、血"等中医概念和相应西医概念等同起来。这种理解下的中医现代研究，即便能对中医学理论从"现代医学角度"做所谓的"验证并阐明"，也并不能从实质上对中医学理论有所扬弃，而且这种思路和方法也无法推广到中医现代理论研究的其他各个方面。这些研究成果，从中西医学两方面大部分都经不起严格推敲。这种用西医语言所表述的中医理论，其对规律把握的深刻程度充其量只是中医的经验水平，例如《述评》一文中"肝为罴极之本"的研究，发现"（1）肝病患者临床上疲乏症状'出现率为78.5%'，且与疾病的程度有关；（2）肝在维持血糖恒定、肌糖元的恢复中起重要作用；（3）长期训练可致肝显微结构改变"，认为这是"肝为罴极之本"的客观依据。但根据临床，我们很容易相应地想到：（1）许多脏器的疾病，甚至感冒的疲乏症状出现率也极高；（2）血糖、肌糖元和疲乏症状之间同有特异关系，而胰脏和血糖、肌糖元关系更密切，是否可推断"胰脏"也是中医肝的一部分？（3）长期训练可致许多脏器的显微结构改变，在这种模式下要么得出"心"和"肾"，甚至中医没有提到的"胰"也是"罴极之本"，要么得出中医"肝"的概念包括许多西医脏器功能这类较泛的结论。中医学研究的其他方面也有许多类似情况，更不必提中医界在使用血液流变学、微循环等非特性很强的指标去研究中医理论的那股狂热和欣快——似乎许多中医理论都有了现代医学的实验证据。目前，这种灭绝中医理论特质的所谓现代研究已成为主流，这种模式下的现代研究怎么经得起中西两种医学的推敲和检验，对中西医学体系又有什么实质性的影响？

这种概念危机及其背后深刻的信念危机和中医理论的易辙，有它直接和间接的原因。翻译方法的错误是其直接原因。清代学家徐寿在翻译化学元素名称时，采取音译为主、意译为辅的方法，基本解决了拉丁文名称的汉译问题。然而，清代西医学家及其翻译工作者在翻译西医学基本概念时，既未采用音译，也很少采用意译，而是单义项（汉字很多是多义词）直译，或干脆借用与之含义并不相同的大量中医术语。而近代中医学界却有人反过来引入大量"汉化"了的西医概念来证明自身科学性，如王清任的《医林改错》。实质上不同的概念，因为翻译的失误导致一大堆牵强附会的理解，中医学概念与理论思维的紊乱就开始了。当西医学已经成为医学的主流，更有人反过来用成为西医学概念的词来理解、解释和验证中医学。

19世纪以来，随着西学东渐，我国的文化和科学在观念、意识、形式、内容各方面均起了巨大的变化。文化与科学作为医学赖以生存和发展的客观环境，这种变化对西医产生的是正效应和促进作用，但对中医多是负效应，是抑制作用。其原因是中医、西医是基于两种不同文化传统的科学，它们各具特色，可以共生互补。两种理论的融合是一个深层次的、长期的过程，而且并不是所有针对同一研究对象的不同理论都可以统一。几十年的中医现代研究，并没有取得多少实质性的成效，反而使中医自身出现许多所谓的"矛盾"或"错误"。其症结就在于没有深刻理解中医学的特色和优势就源于东西两种文化本质上的差异，而诸如"临床疗效""中医低毒副作用"只是表面现象。上述中医"脏象"概念和西医"脏器"概念就非常典型地体现出这种本质差别。

牛顿用欧几里得公理化方法实现了科学史上第一次大综合以后，欧几里得理性给西方文化留下深刻的印象，各种学科都试图寻求一种欧几里得系统公理性诠释，或都精确的数学概念，以求一种确定性的可靠基础，结果使西方文化富有了强烈的基础主义色彩。后现代哲学的代表人物怀特海认为这种被西方人奉为至宝的欧几里得理性，却使西方文化陷入深深的危机之中。这就是被称为"实际性误置"的错误，即把几何上的抽象误以为实际。"实际性误置"的第一种表现是"简单的位置观念"，这是机械论世界的基点，即只要存在事物，则它一定在空间占据一个固定的位置、在时间中占据一个确切瞬间的观念。这种世界观下的思维习惯是只要把事物确定在一个固定的时空点上，我们就对它完成了完美的说明，在这种情况下，数学被认为是检定的事实，成了错误的形而上学的避难所。中医现代研究中，一系列的"五脏本质""经络本质""证本质""中药有效成分"的研究就反映了这种根深蒂固的位置观点。"实际性误置"的第二种表现是自然的二岔性理论（theories of the bifurcation of nature），认为自然存在于抽象的数字事实中，自然中真实存在的是那些可数字化的东西，质的差别，像颜色、感觉之间的差别，在自然结构中是不存在的，只是自然物在我们感官上造成的衍生物，这种第一属性和第二属性的二岔性理论，是整个近代自然科学发展的主导性原理。其结果是世界被分为物质和精神两个泾渭分明的世界，事实和价值发生分离，科技与人文分裂，科学丧失人性。而在中国传统文化和中医学中，随处可见对这种"自然的二岔性"的排斥。例如，被视为中医学理论核心的"辨证论治"把患者症状、感觉和医者感觉（即望、闻、问、切）的结果放在首位，"论治"就是对感性材料进行抽象概括，形成对疾病机理的判断。而西医的症状和感觉只是认识疾病的向导，并能为诊断提供线索，而不是诊断疾病的根本依据，一旦经过实验室检查或者以仪器查明"物质性"证据——病灶或致病因子后，病人的症状和感觉随之淡化。而中医的证候及其变化始终是临床诊断及治疗的根本依据，贯穿于辨证论治的整个过程。所以中医注重临床症状是中医学和其基本理论相一致的特色所在，而不是有违"客观化或量化"的缺点。中西医学的传统差异的产生除上述认识论根源外，还涉及两者的思维方式和自然观。

中医学的思维方式是一种"场状"的整体思维，它不推崇现代科学客观的、冷漠的分析方法，而以一种整体的方法包容和超越分析，这与后现代科学所强调的"整体包含于每一部分之中，部分被展开为整体的连续运动"的整体主义思维方式相一致。用这种观点去看待中医学基础理论就觉得全身的状态可以反映在"寸口"等局部，某一局部的病变可以通过整体辨证来处置。人的病证及防治被看成是在天地自然这一巨型系统下的有机部分来对待，这就体现了后现代"饮食与展开的连续运动"之整体主义思维。中医的现代研究也要注意把握这种思维方法的差异。

几十年的中医现代研究、实验室研究常有轻视临床研究和经验总结的倾向，认为实验室是先进的代名词，课题申报往往在实验室指标上盲目攀比，而实验室情结却反映"万物从根本上与其环境相分离"的非生态假设。后现代生态的自然观就反对片面的实验室研究。我们不能盲目认为细胞培养、分子克隆的方法一定比动物整体实验好，认为疗效、性味和经络都可以还原到分子。中医传统的研究方法基本上是观察和取法自然，中医现代研究方法当然不能照抄生物学或西医学，寻求适用于中医研究的方法和模式便是当务之急。

在现代科学向古代东方科学传统寻求"解答"，且后现代科学不断向东方传统思想归复的趋势下，中医学更要保持自身的学科特色和坚定的信念，在对中医基本概念都不能准确把握下的现代研究将无益于中医学的发展，反而会导致学术界的混乱。李约瑟说过："问题是人类如何来对付科学与技术的潘多拉盒子，我再一次要说按东方的见解行事。"

（萧劲夫　朱海）

第十四章　饮片"小包装"，还中药调剂本来面目

中药处方多为复方，传统的中药调剂，是按处方每一味药用戥子秤称准，包成一小包，处方配完后将各小包集中后包成一整包交给顾客，药量准，且每味药按处方逐一称来，自然很少有误。现在医院中药调剂大量增加，虽然卫生部为保证调剂质量，曾规定过中药调剂员的调剂数量，但显然无法做到。面对大量的中药处方，医院中药调剂员只能将多剂处方中的每味药称其总量，然后按剂数用手工分成等份，混在一起装入药袋交给病人，既不利于核对，每剂的药量亦不准确，影响中药调剂质量。面对这种中药调剂情况，广大就诊中医的患者是不满意的，不断引起患者的质疑与非议。《深圳晚报》就曾以头版整页的篇幅对深圳市中医院这种调剂方式提出了严厉的批评，讽刺是"五爪金龙"。

"五爪金龙"的中药调剂方式是传统中药调剂方式远远不能适应当代中药调剂大量增加的产物，笔者时任深圳市中医院院长，深感压力。这促使笔者加快改革中药调剂的速度，长期以来，面对全国医院中药房"五爪金龙"的调剂方式，笔者总有改革的想法。要解决这个难道，调剂速度和药量的准确是主要矛盾，如果把饮片按常用量事先称好，包成小包，调剂时按处方选取，既能加速调剂速度，而且分量准确，易于核对，但曾有人也尝试过，因处方药物用量无法统一，而且常用饮片数百味，工程量太大，无法实现。笔者觉得，医生处方用药剂量的差异，可依据中医用药原则，讨论协商，在不违背原则，不影响疗效的前提下，摆明道理，统一认识，应无问题，结果经过医生们反复细致的讨论，还征求院外一些同道的意见，统一了常用中药饮片的用量，解决第一个问题。另外的问题是谁能接受这项前所未有的工程！笔者曾企图在深圳市中医院开展，可是经过反复论证，认为不可能施行。一直以来，笔者都努力寻求合作者，媒体曝光之后，笔者加大了寻找力度，最后终于遇见了当时至信药材公司的魏平老板。当我将饮片小包装的想法告诉他时，这位年轻的老板竟然一口答应承担，我们一拍即合。于是，魏平便开始了这项非常艰巨的工作，他克服了重重困难，历经半年多时间，终于完成这一历史性中药饮片小包装工程，中药小

包装开始在深圳市中医院启用。至此,中医院的中药调剂速度明显提高,差错大幅度降低,病人放心了、满意了,药房卫生环境也大为改善。消息一经传出,各地兄弟医院前来参观。现在中药饮片小包装已普及全国大部分医院中药房,至信药材公司为了满足需求,还研制出全自动化装药机器,效率大大提高,公司也迎来大发展。(见附件彩图1-3)

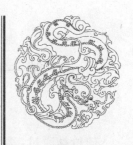

第二篇 临证见解

　　50年中医求索，渐渐领悟了一些中医的精义，以此用于临证，总能产生一些见解，这是我到今天为止的见解。我仍在求索，往后定有变易。

　　鉴于骨科病是中西医交叉领域的疾病，我力求不以偏概全，不忽略中医主体前提下，将西医实践经验和研究进展为我所用。是否如此，请读者明察。

第一章 "识其体相，辨清伤情"解

何竹林说过：要识其体相，辨清伤情，才能施出有效之手法。

体相者，乃从人体的机能形态出发，认识人体的内部结构、生理机能和病理变化，包括创伤解剖。创伤解剖是指该损伤局部存在的解剖状态，包括损伤组织的本身状况以及与周围组织的关系。

骨折与脱臼的诊断，不只是发现骨折或脱臼，还要分析、判断自受伤当时直至功能恢复全过程的变化。正确的诊断不仅能指导正确的整复，还能预料到复位后的演变和最终的结局。要做到这一步，就必须掌握创伤解剖。"识其体相"（创伤解剖）包括了以下内容：

骨折本身的状况，即骨折的部位、骨折的类型及移位、骨膜的完整性和骨本身的血运。

骨折的部位关系到骨折复位后的早期再移位的趋势，也与合并症、骨折愈合以及后遗症有关。股骨粗隆下骨折和股骨髁上骨折的移位方式完全不相同，肱骨下1/3骨折易导致桡神经损伤，而肱骨髁上骨折则威胁着肱动脉的安全。一块小小的腕舟状骨骨折，由于血运来源关系，骨折部位不同则预后大不相同，结节部骨折5周左右可愈合，骨折越靠近近端其愈合可能性则越小，近端骨折极不易愈合甚至容易骨坏死；髌骨体部骨折可能会后遗膝关节创伤性关节炎，而髌骨下极骨折则少有这种情况。

从骨折的类型和移位情况，可以推断受伤机制，判断骨折的稳定性，并与骨折愈合有关系。骨折端移位不大，但有较明显的周围软组织损伤者多为直接暴力所致（如打击、压砸或穿凿）；间接暴力造成的骨折移位较大，但骨折周围的软组织损伤并不严重。间接暴力造成的骨折的类型和移位方向有其各自的特点：旋转暴力造成螺旋形骨折，纵向传导暴力于肘部可能导致肱骨髁上骨折或髁间骨折，而在脊椎则造成椎体压缩性骨折。无移位骨折、嵌插性骨折和一般横断骨折属稳定性骨折，其原始存在的移位趋势较小，复位后不易再移位。长斜形骨折因骨折接触面大，愈合较快，但有些部位则易嵌夹肌肉造成复位困难。

骨膜的完整性影响骨折复位后的稳定程度和骨折的愈合。骨膜的完整性取决于外力作用的方向和骨折移位的程度，一般地说，成角暴力导致的骨折成角畸形，其凹侧骨膜多完整，凸侧则断裂。螺旋形骨折之螺旋形基线侧的骨膜完整，而对侧骨膜则破损。移位不大的骨折，骨膜较完整，移位大的骨折，不论是骨膜周径损伤和纵行剥脱范围都较大。骨折后，骨膜的完整部分使骨折远近端在一定范围内有连续性，如同"合页"，有利于骨折的整复和复位后的稳定性，而且新生骨的形成主要来源于外骨膜和内骨膜，因此骨折的愈合也主要靠这"合页"。

骨本身血运障碍直接影响骨折愈合，严重者因缺血而导致骨坏死。

骨折与周围组织的关系，是指骨折对其周围皮肤、神经、血管、肌肉、肌腱等组织以及邻近脏器的影响。

影响骨折的周围组织主要是肌肉，肌肉能导致骨折移位，但在一定条件下又有助于骨折复位和防止再移位。如股骨髁上骨折，骨骼的支撑功能丧失，而起于股骨下端的腓肠肌收缩即使骨折远端后倾移位，但如果骨折线自前上至后下斜行者，腓肠肌的收缩反使骨折面接触紧密，保证了骨折的稳定性，有利于骨折的愈合。这是因为骨折断端的持续接触，紧密嵌插，产生压电效应，可促进骨折愈合及新生骨痂的塑形改造，提高新生骨抗折能力。如果骨折是自后下至前上时，腓肠肌的收缩则会导致远折端后倾而骨折端分离，故在此情况下便要屈曲膝关节，使腓肠肌松弛一些，以减弱使远折端后倾的作用力。这些例子可以看到，要达到上述效果，是在骨折正确外固定限制了不利于骨折愈合活动的前提下，通过肌肉的收缩来完成的。

骨折可影响周围组织，而且导致的局部并发症的严重后果往往甚于骨折。

皮肤起着保护其里面组织的作用，骨折之后移位的骨折端由里及外刺破皮肤，也有外力先损伤皮肤接着造成骨折，皮肤损伤后，局部立即丧失了皮肤的保护作用。判断皮肤损伤的严重性，不能只看到表面的裂伤，要警惕因钝性挫伤造成的皮肤表面尚完整的软组织挫灭伤的存在，这是一种创伤早期不易辨认的损伤，如果处理不当，会继发坏死，导致骨折性质的改变。

骨折之后或压迫、或挫伤、或断裂其周围的血管。压迫常发生于闭合性骨折、骨折移位不慎、筋膜及深部肌肉未受损伤者，可能是动脉的主干撕裂，或其他动脉支撕裂，在组织深层形成血肿，压迫深静脉，致使血液回流障碍。如直接暴力引起的小腿闭合性骨折，胫骨营养动脉主干或胫后动脉肌肉分支的撕裂，形成血肿、静脉受压，使小腿血运受阻。也可能骨折损伤了肌肉，而筋膜完整无损，肿胀的肌肉被筋膜包裹，而使内部压力增高，动脉受压引起痉挛而缺血（如处理不当的肱骨髁上骨折造成的缺血性肌挛缩）。移位骨折的骨端可直接挫伤周围的动脉，如动脉内膜受损，则会形成血栓，导致远端肢体缺血坏死，这种情况常发生于动脉较固定的肘前、膝后（如股骨髁上骨折远折端向后移位挫伤腘动脉）。骨折能造成周围动脉部分或完全断裂，而使该动脉支配的部位缺血乃至坏死。

神经损伤、骨与关节损伤同时存在的情况并不少见，可因压迫引起，或为挫裂伤和牵拉伤。贴近骨体的神经于骨折后容易发生压迫或挫裂伤（如肱骨外科颈骨折引起腋神经损伤；肱骨下1/3骨折引起桡神经损伤；肱骨内上髁骨折引起尺神经损伤；腓骨近端骨折引起腓总神经损伤）。骨折后血肿压迫神经造成神经的缺血性损伤，是压迫伤的另一形式。有些上肢骨折可致臂丛神经牵拉伤。

肌肉与肌腱是骨折后易于损伤的组织，移位愈大，损伤愈重。由里及外的开放性骨折移位的骨端刺过肌肉穿出皮外，所经之处造成一路的肌肉或肌腱挫伤、挫灭伤和部分断裂。有时骨锋嵌插于肌肉之中，导致整复的困难。

骨折邻近的脏器，可被移位的骨折端所波及（如肋骨骨折损伤肺组织；骨盆骨折造成尿道断裂，膀胱刺伤）。

暴力破坏了正常的关节关系为脱臼。骨、关节囊、韧带和肌肉共同保持关节的稳定性，维护关节的正常关系，脱臼发生，这些组织都发生相应的变化。脱臼之后，相应的骨端正常位置变化，并造成脱臼的反作用冲击力导致软骨面的损伤或骨折。骨折的产生可有两种情况：一为关节面对抗所致的骨折（如肩关节前脱臼合并肱骨头骨折；髋关节中心性脱臼合并髋臼底骨折）。另一种是撕脱性骨折（如肩关节前脱臼合并肱骨大结节撕脱性骨折；肘关节脱臼合并尺骨冠状突骨折）。这两种情况可同时存在，既有相应关节面对抗所致的骨折，又有撕脱性骨折（如踝关节脱臼骨折），骨折可合并脱臼，骨折在先，继而脱臼（尺骨鹰嘴骨折合并肘关节前脱臼、尺骨骨折合并肱桡关节脱臼、距骨骨折合并脱臼）。也有先脱臼后骨折或两者同时发生（如髋关节脱臼合并股骨颈骨折）。脱臼时，关节的一端常常自关节囊的薄弱点脱出，有时关节囊的撕裂口将脱出的关节端像扭门套纽扣一样套紧,造成复位困难(如膝关节脱臼)。脱臼的关节一端大多将限制其脱出的韧带撕裂,但是韧带撕裂后并不一定再发展至脱臼,不过已产生脱臼的条件,必须注意脱臼的趋势(如踝关节外侧副韧带撕裂伤)。脱臼很少造成肌腱完全断裂,而多为钝挫伤,主要表现在肌肉的部分功能丧失(如髋关节脱臼后,臀中肌因挫伤而不能维持骨盆的平衡)。脱臼多形成骨膜下血肿,如能及时并正确地复位,血肿迅速吸收,不会有不良的影响,但如不及时复位或复位手法粗暴或反复整复,则可能引起血肿在骨膜下骨化。另外,损伤严重或一侧骨膜被掀起、撕脱,也会形成血肿骨化(如肘关节后脱臼因肱三头肌掀起骨膜而在肘后之肱骨处形成骨膜下骨化)。脱臼还常常引起邻近血管神经的损伤(如肩关节前脱臼损伤腋动脉和腋神经,髋关节脱臼损伤坐骨神经)。

掌握了创伤解剖之后,再结合受伤原因对该损伤形成的全过程进行分析,即是对创伤机制的分析,这就是"辨清伤情"。对创伤机制的分析是确定正确整复方案和防止骨折复位后再移位的必需诊断步骤。只有这样才可能拟定出正确治疗方案,"才能施出有效之手法"。

必须强调,骨与关节损伤虽为局部性创伤,但必定导致全身变化,况且近代创伤中复合性创伤越来越多,引起全身改变更为突出,所以诊断与治疗时需要有明确的整体观,在内治方面,只有通过四诊(或以现代科技检查为参考),进行辨证施治,方能充分发挥中医优势。

第二章 谈骨伤诊断

骨与关节损伤尽管伤肢常常有明显的畸形或功能障碍,而且医生还可借助如X线检查等手段,可是漏诊、误诊仍不免发生。究其原因,除了因为有的病例症状不典型,体征不明显,损伤较隐蔽或X线显像的局限性之外,还与我们的诊断水平有关。

接诊一个病人,首先通过询问病史、检查(物理检查)伤肢获得第一手资料,加以分析之后再做有针对性的进一步检查(X线检查、实验室检查或其他检查)以进一步明确,这是初步诊断的过程。初步诊断只是发现了骨折或脱臼等情况,但是,动是绝对的,静是相对的,整个骨与关节损伤自受伤开始至功能恢复的全过程也处于不断运动变化之中,而初步诊断只能反映当时的情况,仅为创伤全过程中短暂的一部分,但又是极其重要的部分。因为我们将从这里深入下去,结合创伤解剖进行创伤机制的分析,最后确定治疗方案、判断其演变和预测其结局,这是深入的诊断,也是由诊断到治疗必需的过程。

在此,笔者着重谈一谈初步诊断的问题。其实要准确地发现每一种骨折与脱臼并不是一件容易的事,因为骨与关节损伤属急症,在诊断上带有许多的局限,而且所获得的资料又是有限的和暂时的。医生进行初步诊断时必须观察入微,并能敏捷地联想,不断总结经验,提高物理检查技巧。以下是笔者经验之谈,希望对读者有所启发,有助于临床实践。

指(趾)骨的软组织较少,保护力弱,虽是较轻致伤外力也足以造成骨折,由于致伤外力轻,而常被忽视以至漏诊。指(趾)骨骨折多因压、砸外力引起。诊断时如是中间节,可通过间接加压而发现骨折。检查时只需在指关节直伸下,在指(趾)的远端沿纵轴加压,骨折处即有明显的局限性疼痛,这种方法还可鉴别软组织挫伤,如软组织挫伤或骨折于局部施压时均会产生疼痛,但纵轴加压时软组织挫伤则不痛,掌(跖)骨折也可用此法诊断(见图2-2-1)。

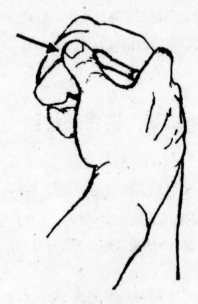

图2-2-1

腕舟状骨骨折可能是最易漏诊的骨折之一。虽然无移位的腕舟状骨骨折在受伤两周内X线照片不能显示骨折，而可能被忽视，但主要还是诊断水平不高，物理检查技术不过关而致漏诊。腕舟状骨骨折的损伤机理主要是手接触物的反作用力通过腕舟状骨向近心端传导，舟状骨的桡背侧被桡骨茎突及背侧关节缘抵挡，背侧又受到桡腕韧带的压迫，遂至骨折。因此，但凡跌倒时手臂前伸，腕关节背伸着地者，都要注意有无腕舟状骨骨折之可能，另外，直接暴力作用于腕舟状骨亦会造成骨折。物理检查是发现腕舟状骨骨折的重要手段，有三种颇为有效的检查方法：

1. "鼻烟窝"局限性肿胀

所有的骨科书籍都将之列为诊断腕舟状骨骨折的重要依据，但有两点必须明确：一是"鼻烟窝"的准确位置，"鼻烟窝"是伸拇长肌腱与伸拇短肌腱在腕部的一个凹陷，准确的位置是在桡骨茎突的外前方；二是局限性肿胀，腕舟状骨骨折后因肿胀，鼻烟窝的凹陷明显地饱满了，但面积不大，肿胀不是广泛的，而是典型的局限性肿胀，如果肿胀超出了"鼻烟窝"的范围，则不应作为腕舟状骨骨折的主要依据。

2. "鼻烟窝"压痛

正确而有效的操作应该是以左手握住病人的伤手，使之尺偏，以暴露腕舟状骨，右食指指尖置于"鼻烟窝"内，准确地施压，由于桡神经经过"鼻烟窝"，所以正常情况下按压较重也会疼痛，因此，必须两侧对比，骨折的压痛是明显甚于正常情况的。

3. 间接叩击

操作方法是：伤腕桡偏，掌指关节屈曲，用叩诊槌叩击第三掌骨头可引起骨折的腕舟状骨剧痛，有时叩击第一、二掌骨头也可能有痛，但第四或第五掌骨头则无（见图2-2-2）。

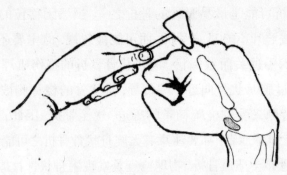

图2-2-2

　　根据受伤机理分析，经过细致而有效的物理检查得出初步印象为腕舟状骨骨折时，纵使X线照片当时未能显示骨折，也要考虑为无移位骨折，必须于两周后拍X线照片确定。

　　压痛是骨折普遍的证候，但引出的方法则因骨折部位而异。大体可分为间接压痛和直接压痛两种。指（趾）骨骨折的纵轴压痛、肋骨骨折的胸廓挤压痛等属间接压痛；检查腕舟状骨骨折之"鼻烟窝"压痛属直接压痛，但这种方法只适用于体积小的块状骨，如为长管骨以指头点点施压则容易遗漏，或因不能持续地施压而很难寻到最痛的压痛点。对于长管骨骨折我常用滚动施压法，即以铅笔等光滑的圆杆，在伤肢骨干的一端，于施压状态下慢慢地滚动圆杆至另一端，当压到骨折处时，必然引起明显的疼痛。滚动施压法特别适用于发现无移位的长管骨骨干骨折（见图2-2-3）。

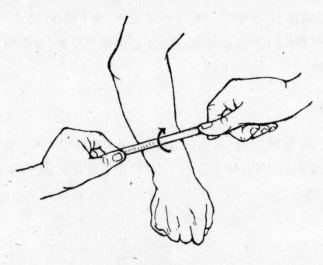

图2-2-3

骨折除了局部压痛外，还有病人自己感觉的疼痛部位，可能是感应痛，而非骨折部位。如髋部骨折（股骨颈骨折、股骨粗隆间骨折）常有膝部感应痛，腰椎骨折则于尾骶部有感应痛，如果受其迷惑而在感应痛的部位寻找压痛点，或认为感应痛部位即为损伤部位，则会导致误诊或漏诊。

一处骨折因为力的传导，还可导致另一处骨折。如病人自高处跌下，足先着地，可造成跟骨骨折或胫骨下端骨折，致伤力继续上传，还可引起脊椎压缩性骨折，故但凡由高跌下有跟骨骨折或胫骨下端骨折者，勿忘检查其脊椎有无骨折，特别是胸腰段。又如旋转致伤的胫骨螺旋骨折，胫骨骨折虽在中下段，而该侧腓骨上段也可有骨折。至于尺骨骨折甚至是接近中段的位置，也一定要检查桡骨头有无脱位。

错位的股骨颈骨折很容易发现，但嵌插型无错位骨折的病人，伤肢既无畸形，疼痛也不太甚，有些病人还可以行走和抬腿，每易漏诊。这类病人常常自觉膝部疼痛，感应痛使医生误为膝关节周围的软组织损伤。

股骨颈骨折诊断要点是：

（1）老年跌伤。

（2）腹股沟有明显固定性压痛。

（3）髋关节活动范围减少。

（4）滚动伤侧大腿部疼痛。

具有以上几点者，虽拍X线照片未显示骨折，仍应怀疑为无移位的股骨颈骨折，两周后再做X线检查始可确定。

复合伤的诊断是对骨科医生一个考验，骨科医生要准确地诊断复合伤，除了业务水平之外，还需要加倍的细致和冷静，否则每易导致漏诊，造成无可挽回的严重后果。

髋关节脱臼常常是多发性损伤的一部分，特别当有同侧股骨干骨折时，由于脱臼的典型畸形被股骨干骨折的移位和异常活动所掩盖，而发生漏诊。

车祸是造成复合伤的常见原因，其他如塌方、坠落等暴力造成的创伤也多为复发性的。根据不同的创伤机制，这些创伤常常是骨折、颅脑或内脏的复合伤。紧急的情况下，医生可能会被一些明显的证候所迷惑，忽视了较为隐蔽的伤情，再加上检查与观察的疏忽导致漏诊。颅内血肿受伤后有一段时间清醒期，此时病人神志清醒，可以没有头痛，没有肢体运动障碍（伤肢除外），双瞳孔同圆,有些病人甚至连头皮伤也没有。但当血肿发展到引起压迫或脑疝时,则病情急转直下,因此,复合伤必须警惕有颅脑损伤的可能,特别是一些没有明显证候者。反之,如果病人头破血流,且有昏迷,或清醒后又呕吐,其颅脑损伤的证候自然会引起医生的高度重视,但是也应该注意有无合并其他部位骨折或内脏损伤的可能,以做出轻重缓急的处理。

内脏损伤是复合伤中另一值得警惕的创伤。与骨折不同部位的内脏损伤需要医生认真诊断,有时还要与同一部位的骨折相鉴别,又具有另外的难度。如骨盆骨折后,巨大的血肿可引起腹膜刺激征,出现腹胀、腹痛、腹部压痛、反跳痛、腹肌紧张和肠鸣音减弱等症状,需与内脏损伤相鉴别。腹膜后血肿所引起的腹膜刺激征较轻,多为单侧。内脏损伤则为全腹性的腹膜刺激征。腹膜后血肿者的肝浊音界存在,而空腔脏器破裂则肝浊音界消失。腹膜后血肿无移动性浊音,内脏损伤则有。其他还可通过腹腔冲洗或拍摄X线腹部平片、肾盂造影、动脉造影等进行鉴别。骨盆单处骨折虽属稳定性骨折,但不容忽视腹部因钝性挫伤引起的内脏损伤,两者于临床鉴别是有困难的。腹腔穿刺有辅助诊断的价值,但操作不当而穿到腹膜后血肿内,抽出大量血液,以为阳性而致误诊。腹腔穿刺产生错误的原因通常有两种:一是腹膜后血肿很大,膨隆向前而靠近腹壁,腹腔穿刺时易于进入血肿;另外是穿刺针头过长,穿过腹腔进入血肿。正确的穿刺方法是,先让病人侧卧1分钟,用普通的静脉注射的7号针头,取髂前上棘水平之腹内上方2—3厘米处为穿刺点,穿进腹腔进行抽吸,然后再侧卧对侧,按上法再穿刺。如两侧结果不同,则可能是操作错误,可重复试验穿刺。必须指出,腹腔穿刺不是唯一的内脏损伤诊断方法,纵使穿刺为阴性,也不能排除内脏损伤,需做细致的物理检查和严密的观察以确定。骨盆骨折很可能同时合并尿道损伤,由于尿道结构关系而多发生于男性,女性则多为骨折端直接刺伤。其主要症状是:

(1)伤后不能排尿,但多有尿意。

(2)尿道口流血或有血迹。

(3)会阴及下腹胀痛,并出现膀胱胀满和尿潴留。

(4)导尿检查时导尿管不能插入膀胱,而无尿液流出或为少量鲜血。

当膀胱胀满时,膀胱张力增大,壁变薄,这时如果出现骨盆骨折,作用于骨盆的暴力同时作用于膀胱,使膀胱内压骤增,超过膀胱的张力,导致膀胱连同覆盖其上的腹膜一并破裂，因膀胱裂口与腹膜相通，尿液流入腹腔内引起腹膜炎，这类膀胱损伤为腹膜内膀胱破裂。少数因移位耻骨的骨折端直接刺破膀胱，或被附着于膀胱颈与骨盆间的韧带牵扯撕裂膀胱，这种情况多发生于膀胱空虚时，多在膀胱前壁或膀胱颈等处，而这里没有腹膜覆盖，裂口不与腹膜腔相通，尿液则顺着裂口渗在耻骨后间隙和膀胱的周围，并沿着筋膜向腹股沟及腹壁蔓延，造成腹部肿胀，这类膀胱损伤为腹膜外膀胱破裂。临床检查膀胱破裂的病人多有下腹部肿胀、腹肌紧张、压痛或反跳痛、肠蠕动减弱等腹膜刺激征，同时，虽于伤前有较长时间未排尿，但触不到充盈的膀胱。导尿检查是诊断膀胱损伤最简易的方法，而且可鉴别膀胱或尿道损伤。如导尿管插入顺利，一般提示无严重的尿道损伤或无尿道损伤，若导尿管插入深度已到达膀胱，但只导出少量血尿（可以不是明显的肉眼血尿），则多提示为膀胱损伤。这时可进一步做注水试验，即由导尿管注入200—300毫升无菌生理盐水，片刻后重新抽出，如抽出液体明显少于注入量，则表示液体已外漏，为腹膜外膀胱破裂；如抽出液体多于注入量时，则是已流入腹腔内的尿液回流，提示为腹膜内膀胱破裂。

单纯性股骨小粗隆骨折是较为少见的，尤其是成年人。健康的股骨小粗隆如无严重外伤，是不会撕脱的，因此单纯性股骨小粗隆骨折如发生于成年人，又无明显的外伤史，则提示有转移癌性病理骨折的可能，必须详细了解病史，进行体检和其他有关检查。

老年性骨质疏松，由于自第十二胸椎至第四腰椎承受力最大，故这些椎体常出现压缩性楔形变，如有较轻的外伤则能导致急性的压缩性骨折，以绝经期后的女性最为多见。

老年性骨质疏松者的脊椎X线照片显示每个椎体普遍性的密度降低，这类的密度降低必须与转移癌所致的椎体破坏相鉴别，妇女乳腺癌或卵巢癌常转移至椎体，呈骨质破坏，男性前列癌或成骨转移癌转移至椎体则呈一致性密度增高，但多为单发性。转移癌的病人一般全身情况较差，或呈恶液质，气血亏损，血沉加快，可有病理性骨折，也可同时有老年性骨质疏松。

第四、五掌骨颈是最多见的掌骨颈骨折，虽然直接暴力可造成第五掌骨颈骨折，而传导外力却是另一引起骨折的常见原因。记得笔者曾在急诊室接诊了两个斗殴者，被打者左颧肿胀，但经检查只是软组织挫伤，而我却发现打人者右手部有异常,后经X线照片为第五掌骨颈骨折,他正是用这只手揍了对方左颧一拳。

腘动脉损伤常因早期未能发现,缺血时间稍长(6小时缺血则肌肉开始变性),虽然血管吻合成功,也难免小腿坏死。腘动脉可因骨折而受损伤,有时也会波及严重的腘窝软组织挫伤。腘动脉挫伤时血管并未断裂,因此早期仍可摸到足背动脉搏动,但由于伤及血管内膜,逐渐形成血栓,足背动脉搏动才逐渐减弱,所以足背动脉搏动反映腘动脉状况存在很大的局限性。腘动脉损伤的主要证候是:

(1)肢端麻痛。

(2)肢端皮温降低或冰冷。

(3)肌肉牵拉痛。

(4)足背动脉搏动减弱或消失。

(5)腘窝部肿胀,有波动感。

其中肢端麻痛于腘动脉损伤中出现最早,是最值得注意的证候。

第三章　骨折的整复

除了无移位的骨折无需整复之外,容许范围内的移位骨折也不用强加整复,因为这类骨折既不会影响患肢功能,也不影响外观,并且避免了整复的创伤,有利于骨折的稳定性。还有些骨折整复和固定都很困难,纵使畸形愈合也不致影响功能(如脊椎横突或棘突骨折、肋骨骨折、腓骨骨折、大部分锁骨骨折等)同样不必整复。

当前骨折整复的方法有手术、非手术、介乎二者之间的半侵入有限手术(包括撬拨)或近代骨科微创技术的手术等,其实不外是手术和非手术两类。

医学的形成是从研究人体开始的,对人体的研究又是从解剖开始的。中医理论体系形成之初,也同样具有人体的大体解剖知识,从而形成了中医的脏腑经络学说。《内经》对解剖名词和人体脏腑部位、大小、形态等作过记载,《灵枢·经水篇》也说:"若夫八尺之士,皮肉在此,外可度量切循也得之,其死可解剖而视之。"汉代亦有解剖的实例，到了宋代曾进行相当多的尸体解剖，并据尸体实物描绘成系统的图谱。清代王清任怀疑历代有关解剖的记载，而决心修正。但是，我国缺乏变革自然的手段，解剖学难以实现器官水平的突破而停滞。"身体发肤，受之父母，不敢毁伤……""医乃仁术，不宜刲剥"的封建伦理观念长期地、顽固地阻碍着解剖的深入研究，就像王清任这样敢于在一片"狂人""邪教""教人于骸骼堆中、杀人场上学医道"等谩骂声中走自己路的人，也得在旧礼教面前却步。嘉庆四年六月，他在奉天府（今沈阳），得知有一少妇将行剐刑，这是一个很好的观察机会，于是赶至刑场，但又"忽然醒悟，以彼非男子，不忍近前"。王清任的解剖观察和论断，在某些地方并不比前人正确，有的同样也是错误的。

历代医家深刻地意识到在我国的历史条件下借解剖以建立医学理论是不可能的。因此，在骨伤科领域，由于缺乏深入的解剖基础，限制了手术的发展而致力于非手术治疗，在长期的与创伤的斗争中，积累了极其丰富的手法复位经验，形成了中医骨伤学。中医骨伤学以手法闭合整复骨折、动与静相结合的局部小夹板外固定、按中医理论体系指导的内外用药和贯彻于骨折治疗始终的功能锻炼为其特征，有着损伤小、恢复快的卓越效果。至于古人的手术个例，或是华佗的颅脑手术和骨手术，都不足以影响中医正骨学，其研究价值是极为有限的。英国骨科学者Charley1968年在他的著作中说："手术是技术，非手术疗法是更高的技术。"我们先辈留下的正是后者。

西医学是西方从"文艺复兴"开始以物理学、化学和数学成果为基础形成的方法论——分析论上产生和发展而来，紧随着研究方法所获得的成就。近代西医骨科在手术治疗方面不断发展。

1895年X线的发明，为骨折的诊断提供了有利条件，西医因而更加刻意追求骨折解剖复位和坚强固定（包括内固定和广泛的外固定），于是，"广泛固定，完全休息"便成了西医治疗骨折的原则。在这一原则下，近百年来，西医领域里虽然在手术方法、内固定器械方面不断改进，也尝试过局部及全身用药，但骨折愈合并未加快，而合并症却在增加，查阅Giranni devigo（1460－1520）记载，发现西医近代治疗骨折的愈合时间反而比记载的那个年代延长了，并且还受骨折内固定术的材料腐蚀和生切口感染的困扰。随着时间的推移，不少西医开始对"广泛固定，完全休息"产生了怀疑。

随着西方工业的发展、冶金技术的进步，出现了生物相容性的材料，解决了化学方面生物相容性的问题，促进了内固定材料的广泛应用。从20世纪50年代末起，由AO学派推崇的内固定技术，一直是骨折治疗领域中的经典法则。AO在建立之初，通过总结前人的经验，提出了骨折治疗的四项原则：（1）解剖复位。（2）坚强固定。（3）无创操作。（4）早期无痛活动。其核心目的是，通过骨折端的加压固定和解剖结构的重建，消除骨折局部的微动，使骨折达到无骨痂性的一期愈合。如果骨断端出现骨痂，通常认为是固定不稳的征兆，应该尽量避免。在骨折愈合过程中，坚强固定可以使关节肌肉尽早进行充分、主动、无痛的活动，而不需借助任何外固定，防止"骨折病"的发生。AO技术历经40余年的发展与普及，现已形成一个从理论、原则、方法到设备、器材的完整体系，成为当今骨折治疗领域中的经典手段之一。然而，任何事物的发展都有正反两个方面，近年来，随着AO技术的应用日益广泛，其弊端也愈发突出。诸如常发生术后骨不连、感染、固定段骨质疏松和去固定后再骨折等并发症。特别有讽刺意味的是，AO原则虽然也含有无创操作的内容，但是，为了达到坚强固定和解剖复位的目的，常常以严重损伤骨的血供为代价，无创操作对于手术治疗实际上是不可能的。

针对上述情况，AO学者对其固定原则的科学性进行反思后认为，AO技术的弊端主要是，过分追求固定系统力学上的稳定性，而未重视骨的生物学特性。

从20世纪90年代初开始，AO学者Gerber、Palmar等相继提出了生物学固定（biological osteosynthesis, BO）的新概念，强调骨折治疗要重视骨的生物学特性，不破坏骨生长发育的正常生理环境。其内容主要包括：（1）远离骨折部位进行复位，以保护骨折局部软组织的附着。（2）不强求骨折的解剖复位，关节内骨折仍要求解剖复位。（3）使用低弹性模量的内固定物。（4）减少内固定物与骨质之间的接触面积等。不难看出，BO核心宗旨是保护骨的血供。在BO作用下，骨折愈合为典型的二期愈合，即骨愈合历经血肿机化、骨痂形成和骨痂塑形等阶段，表现在X线平片上的大量外骨痂生成。与既往AO追求的无骨痂性一期愈合相反，BO认为，骨痂的出现提示骨折愈合出现积极的反应，是一种受欢迎的象征。

迄今为止，BO并未建立一个确定的内涵，其基本概念是，在骨折的复位固定过程中，重视骨的生物学特性，最大限度保护骨折局部的血供，而不骚扰骨的生理环境，使骨折的愈合速度更快，防止各种并发症的发生。从其概念可以看出，BO的外延较广泛，而内涵则不确定，概而言之，凡能保护骨血性的骨折治疗手段和技术，均可看做BO范畴。因此，从这一点上讲，BO并非是一种理论体系，而只是一种"策略"。必须指出的是BO概念下，骨折愈合并非像既往AO那样追求一期愈合，而是二期愈合。

间接复位最早由AO学者Mast等于1989年提出，其基本原理是，常规切口进入骨折部后，不剥离骨膜，在骨膜外用器械或者钢板和器械联合应用，牵引骨折的远近两端，使骨膜产生张力，借助骨膜和其他软组织的梳理和挤压，使骨折碎片得以复位，必要时可利用带尖的复位钳帮助并维持复位，复位满意后再行钢板内固定。间接复位的关键之处在于，保护骨折碎片的动力主要来自骨膜和软组织本身。由于骨端血供破坏较少，骨愈合的速度较直视下的解剖复位明显加快，这对粉碎性骨折尤为有利。间接复位的疗效难以单独评价，因为骨折复位后必须配合固定方能取得疗效。Hessmann等回顾性地分析了应用间接复位和支撑钢板治疗肱骨近端骨折的疗效，98例患者在平均术后34个月进行测评，优良率为76%，功能欠佳的原因主要是由于骨畸形连接，X线显示有4%病例出现缺血性骨坏死，无骨不连的发生。Chrisovitsinos等对20例股骨粉碎性骨折经间接复位和生物学内固定治疗的患者，进行了长达1—4.5年的随访，其中包括11例粗隆下、6例股骨干和3例髁上骨折。内固定物选用动力髁螺钉、加压钢板、有限接触钢板和支撑钢板等，平均术后5个月骨折全部愈合，4例有轻度膝关节僵硬，4例下肢短缩1—2厘米。

近年来，交锁髓内钉固定术逐渐发展成为治疗长骨干骨折的主流技术。在髓内钉插入时，采用扩髓还是不扩髓的争议由来已久。尽管如此，目前总的趋势是，在髓内钉固定时，越来越多的人倾向于采用不扩髓技术。Blum等采用逆行不扩髓髓内钉技术治疗100例肱骨干骨折，90%的肩关节骨折和86%的肘关节骨折获得了优良的功能恢复，3例患者需要再手术治疗，与顺行的扩髓法相比，本方法骨折愈合的速度和质量具有明显优势，而且并发桡神经损伤的几率也低。

微创钢板内固定术（minimally invasive plate osteosynthesis, MIPO）是近年在BO思想指导下发展起来的一项新技术，其设计思路也是为了保护骨折的血供。从1997年Krettk等首次报告MIPO的应用以来，该技术已发展成为微创固定系统（less invasive stabilization system, LISS）拥有规定的手术步骤、专门设计的内植物和操作器械。在固定骨骼时，LISS位于肌下骨膜外，与骨膜之间有一层薄薄的缝隙，因此，可以看做是一种"不接触"钢板。

有资料表明，在破坏骨血供的因素中，接骨板的贴骨面形状和面积最为重要，而接骨板的材料性质则无足轻重。近年来在BO思想指导下，围绕接骨板的形状进行了许多改良，先后有有限接触动力加压接骨板（limited contact dynamic compression plate, LC-DCP）、点状接触接骨板（point contact fixator, PC-Fix）、不接触钢板、梯形钢板以及波形接骨板等相继问世，其设计目的都是尽量减少内固定与骨皮质的接触，更符合BO概念的需要。传统的AO动力加压接骨板（fynamic compression plate, DCP）具有平滑的贴骨面，当固定后与骨皮质的接触面积较大，故对骨血供的损伤也更严重。应用双亚磺蓝行微血管造影，观察DCP对完整骨皮质血供的影响，发现术后10分钟，板下和邻近的皮质骨即有缺血表现，24小时后缺血区波及全部板下和邻近区域的皮质骨，4周后缺血区域逐渐地缩小，12周后板下血供才完全恢复。鉴于DCP对骨血供的损伤，LC-DCP除了在贴骨面的形状有所改变之外，固定方法与DCP相似，PC-Fix则不同，其固定原理与外固定架类似，并且使用单侧皮质骨螺钉把持，对骨皮质血供的损伤更小。而波形和桥接式接骨板，除了减少对骨折局部血供的损伤之外，还改变了接骨板的载荷方式，使接骨板承受纯粹的张应力。

生物学钢板近年来临床应用日益增多，Hofer等应用PC-Fix治疗38例前臂骨折的患者，通过定期X线观察，发现PC-Fix能显著加快骨折愈合，且81%的骨折部出现大量外骨痂，是典型的二期愈合方式。

高能创伤导致的小腿粉碎性开放骨折，常伴有软组织的广泛损伤，为了尽早恢复肢体的功能，骨折的固定必须达到力学上的稳定，又不能加重骨血供的损伤。应用有限内固定结合外固定架技术（combined fixation techniques, CFT），可以达到既不增加对骨的创伤，又能提供固定的稳定。Gerber认为，尽管CFT相较MIPO而言，对骨的继发创伤稍大，但是该技术吸收了内外固定的优点，在外固定架的辅助下，内固定物的体积可以更小，在这种固定情况下，可以达到真正的弹性固定，便于调整固定系统的力学性能，还可以矫正对位畸形，达到力学稳定和保护骨生物学特性的双重满意，因此，近年CFT较多应用于治疗胫骨远端和近端的骨折。目前CFT中，钢板或螺钉的转入仍需切开暴露骨折部，MIPO与外固定支架的联合应用是今后CFT的发展方向。

BO技术属于发展中的新概念，而非成熟的理论体系，虽然各种与BO策略相关的基础和临床研究日渐增多，真正被认为可以推广的并不多，更多的报告是探索性的，许多方法还存在技术和理论上的缺陷。例如，应用间接复位和MIPO技术时，术者面临的最大困难是，术中如何确认骨折端的对位、对线和长度达到了功能复位的要求。虽然有人设计了一些测量方法，但这些方法在术中并非总是可用的。目前临床在行MIPO时，所用钢板均为常规切开复位所设计，缺乏专用钢板，给手术操作带来很大困难。此外，从文献报告的BO技术应用情况来看普遍存在着例数较少、缺乏对照、手术时间偏长等问题，手术对象仅限于下肢的股骨和胫骨，对施术者、术中X线透视和器械的要求也比较高等等。

尽管如此，BO技术进入临床短短的几年，与传统方法相比，在促进骨折愈合，降低骨不连、延迟连接、骨髓炎及内固定断裂，减少自体骨移植的几率等方面，已经显示出其显著的优越性。因此，随着对骨生物学特性作用认识的提高，BO技术必将在未来的骨折治疗中扮演重要的角色。

骨科手术导航系统是近年来发展起来的新技术。在国外，尤其是欧美发达国家已经较多地应用，获得了比较成功的经验，骨科手术导航系统能够让骨科医生以细到毫米的精确度，实时根据病人的解剖情况，确定手术器械的位置。它将医疗成像与手术进程中的手术器械和植入物的定位紧密结合在一起，改革了传统的手术方式，使骨科医生可以更安全、更精确地开展更复杂的手术。

微创技术在20世纪70年代就已应用于临床，如经皮穿刺腰椎间盘切除术。微创技术作为一种新兴的手术概念的兴起，它强调的不仅仅是一个小切口，而且非常强调在获得常规外科手术效果的前提下，通过精确地定位，减少手术对周围组织的创伤和对病人生理功能的干扰，降低围术期并发症，促使病人早期康复。近年来，随着窥镜技术、各种影像及导航系统及骨科器械的不断发展和更新，骨科微创技术在临床上得到了越来越广泛的应用。

微创技术在操作时必须具备相关的条件，并经专门的培训及考核后方能用于临床。虽然对微创技术的适应证、长期疗效、经济性、临床应用价值还存在着相当大的争议，但微创技术仍是近年来发展最迅速的外科手术，因为病人直接体会到快速的康复与良好的美容效果。相信随着骨科器械的不断改进，新型固定材料与融合替代物的出现，还有内窥镜成像、计算机导航与立体定位以及电脑控制机械手臂等技术的不断完善，将会显著提高微创技术的准确性、成功率及临床疗效，微创技术将会是外科手术发展的一个方向。

综上所述，国外最新的骨科技术虽然开始重视骨的生物学特性，力求不破坏骨生长发育的正常生理环境，尽量减少创伤。但是切开了皮肉，利用尖钳等器械在骨膜外复位骨折，仍然会造成创伤，并且在骨膜外安放少接触骨膜或不接触骨膜的钢板，只能减少骨膜的损伤，仍然存在应力遮挡，干扰了骨折的愈合。

何竹林说过："接骨者，如扶植树木，以顺其性意。"便形象表述了中医正骨对骨的生物学特性和生长发育正常生理环境的重视。

从研究的对象来看，中医与西医存在着一些交叉领域，即整体层次上的器官和组织，如骨骼、肌肉等等，对于交叉领域的疾病，尽管中西医各自的生理病理观不尽相同，但治疗技术、方法和经验可以相互取长补短，为我所用。以方先之、尚天裕氏为首创造的中西医结合骨折疗法便是个成功的例子，CO派在国外也引起了很大的关注，得到不少学者的肯定和称赞：

"我们治疗骨折靠刀，你们靠手，这需要更高超的技术。"（法国布莱梅卫生部长Briiker）

"中国人的脑子在想巧妙接骨，我们的脑子僵化了，应该学习。"（意大利米兰骨科研究所所长Zerb）

"中国的治疗（骨折）方法有哲学道理，值得推广。"（罗马大学教授、创伤外科杂志主编Monticelli）

尽管如此，在我国，这种卓越骨折治疗体系却日渐萎缩，有逐渐被近代的西医治疗骨折的方法所替代的趋势。CO虽然相继做了一些实验研究，但看来于事并无多大帮助。在中西医结合治疗2000年展望会议上，尚天裕和他的助手们感叹："中西医结合骨折疗法是以中医治疗骨折的理论为基础，增添了些西医科学方法发展起来的，是一种具有我国独特风格的疗法，但是由于习惯势力和学术偏见，开展起来阻力很大。"

面对当前骨科领域的形势，作为一名中医骨科人员，应该感到继承与发扬中医骨科治疗传统的沉沉的历史责任感。

做中医正骨操作时，我认为还必须要注意到运动功能的基本条件，即运动系统具有正常运动功能的基础：

——肌肉的长度——张力关系是正常肌力的基础。肌肉于静止长度时产生的张力最大，因此，在肌肉收缩之前如处于拉伸状态（即长于静止长度）时，收缩过程中则达到静止长度时所产生的张力高峰，否则便不能充分发挥肌肉的作用，故骨折部位的肌肉若粘连，肌力将被削弱。当骨干骨折成角时，则成角方向之反侧肌肉因长度——张力关系的变化而影响肌力。

——正常关节活动范围，既是运动功能的基本条件，也是运动功能的量化指标。

——包括每个关节本身轴线相互关系的生理关节运动轴。如小腿骨折向内成角和外旋畸形愈合时，踝关节运动轴则更偏离额状面，且破坏了与膝关节轴在水平面上的正常关系。

——躯干的生理弧度。脊柱在矢状面上有两个前突（颈、腰段前突）和一个后突（胸段后突），而在额状面上则是笔直的。

——四肢生理轴线。上肢生理轴线与肘部存在15°以内的提携角；而下肢生理轴线在股骨骨干轴线与其运动轴（即股骨头与股骨髁间的连线）之间有5°－7°外倾，膝部则有相应的外翻角。

——骨干轴线，即长管骨本身的轴线。股骨与胫骨有轻度向前的弧度；桡骨有轻度向桡侧的弧度。

——手拇指与其他四指的对掌功能。

——双下肢的对称长度和足部的正常纵弓与横弓。

运动功能基本条件，在人体不同部位也有主次之分，这是根据所在部位的功能而决定的。在上肢，以活动为主，需充分保证手的使用功能，故肌力及其长度——张力关系、关节活动范围、上肢轴线、拇指的对掌功能必须保证，而肢体长度、骨干轴线和关节运动轴则是次要的，允许有一定偏差。在下肢，则以负重和行走为主，应充分保障在运动中的稳定与平衡，故肌力及其长度——张力关系、关节活动范围、关节运动轴与长度、肢体及骨干轴线以及足部的纵弓与横弓都有严格要求。

还要明白的是纵使上述基本条件欠缺，也可能通过一些方式而得到不同程度的代偿。在骨折愈合过程中，经骨痂改造而得以补偿，一些虽经改造仍存有畸形造成的功能不足，还可通过姿势或关节代偿得到弥补。不过，这类情况则有可能导致代偿性的肌肉劳损或关节炎等，而引起疼痛。儿童更具有发育矫形能力，在骨骺发育过程中对骨组织进行改造、塑形、矫正，以适应肢体使用功能之需。如颇为严重的侧方移位、将近30°的成角、2厘米左右的短缩，都能经过儿童的发育矫形能力，最终恢复正常。就是关节附近畸形愈合的突出的骨端，虽然暂时影响了该关节功能，但于若干月后骨折部随着骨骼的生长而远离关节，而不再影响关节功能，不过儿童的骨组织改造能力也有一定限度，如旋转畸形就不易矫正；与所属关节运动轴不在同一平面上的成角畸形，改造矫正的可能性比在同处一平面上者为小；骨折处距骨骺愈远，改造亦愈差。

骨折复位最理想的效果固然是解剖复位，这是随后所进行固定和练功的基础，也是达到功能与外观均正常的第一步。但是并非所有需要复位的骨折都能达到解剖复位的效果，如粉碎性骨折、周围软组织严重肿胀的骨折、肌肉丰厚部位的骨折等等，若不顾客观原因的影响，而一味追求解剖复位，则势必加重局部创伤，后果是不会好的。当骨折不能获得解剖复位时，便要结合肢体对功能的不同要求和人体的代偿能力而降低手法复位的标准，容许在基本不影响功能恢复限度内的功能复位，其最低要求是：

（1）下肢在2厘米以内的短缩，上肢可更多一些；

（2）骨干骨折与生理弧度一致的10°以内的成角；

（3）与所属关节运动轴一致平面上的1/3以内的侧方移位（胫骨则最好不存在侧方移位）；

（4）上肢各骨干在10°以内的旋转（下肢不应存在旋转）。

达不到功能复位之最低要求者，则骨折整复失败。

必须指出，正确使用中医正骨手法整复移位的骨折无疑创伤是小的，但手法不当或反复粗暴整复，也会加重创伤，如破坏了骨折后残存的有利条件（软组织合页被破坏、骨折断端交错的"骨齿"被磨掉），造成骨折的完全游离，肌肉或其他软组织的挫伤等等。进行徒手整复骨折，需要整复者有一定的体力（包括握力、臂力、腰背力及至腿力等），并要有与助手之间的默契配合，只有这样，手法的技巧才能充分发挥。当然，手法要细心领会、刻苦操练，要做到这些并不容易，因而常常影响手法整复的效果。如能以模拟中医正骨手法的机械替代徒手整复，以严谨的力学原理保证达到手法整复的理想境界，应是发扬中医正骨手法的科学途径。

第四章　正骨六法

《医宗金鉴·正骨心法要旨》云："是则手法者，诚正骨之首务哉。"复位是治疗骨折的第一步。然，"临证之权衡，一时之巧妙，神而明之，存乎其人矣"。究竟巧从何来？还是《医宗金鉴》说得好："知其体相，识其部位，一旦临证，机触于外，巧生于内，手随心转，法从手出……"何竹林也认为要识其体相，辨清伤情，才能施出有效之手法。即只有明确地了解了创伤解剖，通过对创伤机制的正确分析，才能"巧生于内"。

《医宗金鉴·正骨心法要旨》归纳了"摸、接、提、按、摩、推、拿"正骨八法，为后世正骨手法的基础。笔者在临床实践中揣摩正骨八法，对岭南前辈、一些骨伤流派技法和方先之、尚天裕氏的中西医结合骨折疗法的阐述以及解剖学、生物学的细心领会，逐步形成了自己对骨折整复手法的见解。

骨折的整复过程，一般来说是重复骨折移位的反过程，也即逆创伤机制施行手法。如因成角应力造成的骨折，则以反向成角复位；因外力打击而骨折，导致错位随之缩短，复位时则先行拔伸牵引纠正重叠导致的缩短，接着再矫正侧方错位，这是简单的逆创伤机制复位。如果是创伤机制较复杂的骨折，则不但要从病史中了解到受伤的原因，掌握该骨折的形成过程，还必须明确骨折的部位、类型、骨膜的完整性和骨本身的血运，以及骨折对周围皮肤、神经、血管、肌肉、肌腱和邻近脏器的影响，以及肌肉对骨折的影响。这就是结合创伤解剖对创伤机制进行分析的过程，是从诊断到治疗的必经过程。当然，在这过程中除了病史和体检之外，X线检查是很有帮助的，X线检查不仅有助于骨折的诊断，还可检验整复效果。但是，就X线检查对于诊断而言，只能借助用来印证临床印象，帮助明确是否有骨折的存在，但不能依赖X线检查来发现骨折，因为限于目前大多数X线检查条件，并不能显示所有的骨折。而且阅读X线照片也有个水平的差异，X线照片显示的某些变异可能被误为骨折，投照位置有时也是引起错觉的原因。此外，一般的X线照片只是一个平面影像，而进行创伤解剖和创伤机制分析时却需要立体形象，这就一定要结合摸法，通过用手仔细地揣摸，用心意会而产生骨折范围的立体形象来，就像蔺道人在他的《仙授理伤续断秘方》中所描述的"相度、忖度"。听说有位前辈在施行摸法时是闭着眼睛的，足见老人家在用心地意会。

通过摸法，可获得骨擦感，有助于判断骨断端的移位情况。如果骨折为重叠者，骨擦感有滑动的感觉；骨折断端之间有接触的骨擦感则较为清脆，操作方法是：双手控住骨折上下端做前后、内外的推动。此法应适可而止，不必反复施行，以免加重骨骼或软组织的损伤。

有移位的骨折都可以通过摸法发现不同程度的异常活动，而骨折一经复位则立即有一种支撑感，异常活动随之消失，这种感觉有助于在整复过程中判断复位是否成功。

沿着骨干轴线正或侧面自上至下和自下而上揣摸，可发现下陷处，有一种"台阶感"（见图2-4-1），这种感觉有助于判断骨折对位情况。

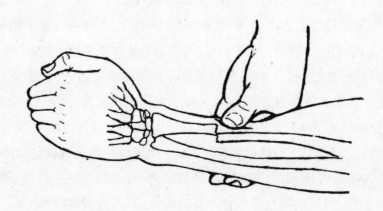

图2-4-1

另外，可在同一平面上，一手拇指、食指夹持近折端，另一手夹持远折端，两手互相靠拢，通过夹持的两手的位置，判断骨折远、近端的对位程度（见图2-4-2）。

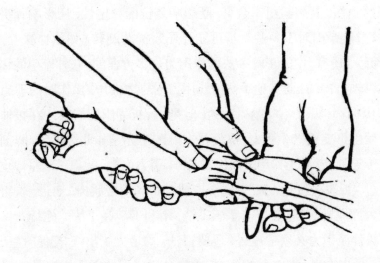

图2-4-2

认真分析创伤解剖和创伤机制，做了一番细致的"识其体相，辨清伤情"的功夫之后，便需确定复位步骤和整复手法。虽然有些骨折的创伤机制并不能完全了解，但仍要对每个具体骨折的形成过程作一定的分析，以作为复位的依据。对创伤机制复杂的骨折，更应作深入的分析，而且对形成过程的先后顺序也须加以判断，否则便难以选择适合的整复手法，使整复陷于困境，终至失败。

以骨折端作为质点，此质点在空间自由运动，其运动位置可能需要三个独立坐标来决定，即主要可能存在前后、自转和公转三个自由度。前后运动即骨折端重叠、嵌插；自转是骨折转轴；公转则可能是骨折端侧方移位。多种正骨手法，是运用多方向作用力，消除这些自由度，使移位的骨折复位。以下是笔者总结的正骨六法。

一、牵引

1. 拔伸牵引

在正骨手法中，所有的骨干骨折拔伸牵引是必需的。其作用是消除重叠、成角、畸形或解脱骨与软组织的嵌插，并协助保持骨干轴线。

"欲合先离"，是指整复骨折时必须通过拔伸牵引使重叠移位或嵌插得以矫正以便施行其他手法来矫正其他移位。"离"不可太过，太过会加重骨折周围软组织的损伤，撕裂软组织合页，既影响复位的稳定性，还影响骨折的生长愈合，并且过度牵引对于一些骨折可能会导致折端旋转（如肱骨髁上骨折、桡骨上段骨折）。还有，中医正骨手法的作用力是多方面的，拔伸牵引的作用力是沿着肢体纵轴方向的，而其他手法的作用力则与之成角，操作时的理想状态是既能维持纵向牵引，又不应绷得太紧，但是，骨折周围的软组织在拔伸牵引力的作用下发生形变而产生张力，纵使是在麻醉下亦是如此，因为麻醉剂是作用于中枢或传导神经，并不作用于肌肉本身，牵引力愈大，软组织的张力也愈大，故牵引太过，折端过度地"离"，则会造成骨折周围之肌肉、韧带、软组织合页等张力增大而绷紧，致使整复者手感不清，不利于一些手法的施行。

除了拔伸牵引力必须适度外，还要得法。蔺道人指出："若骨向左出，则向右边拨入；骨向右出，则向左拨入。"这就是说牵引的方向依据骨折移位方向而定，也即顺势牵引。顺势牵引十分重要，牵引开始时需顺其原有畸形方向进行，只有这样才可解脱插入肌肉之中的骨断端，待畸形矫正后方可沿肢体纵轴方向持续牵引，以配合其他手法之施行。如果一开始便沿肢体纵轴进行牵引，则势必使插入肌肉的骨断端被牵引得绷紧的肌肉牢牢夹持住而难以解脱。此外，拔伸牵引的力量必须逐渐增加，要稳劲，爆发力往往难以成事，这便要求牵引者有一定的握力和臂力，而且要注意充分使用腰腿的力量，其实握力对于牵引者来说只是把持住伤肢，起紧固作用，而牵引力则是来自臂部和腰、腿部。何竹林老师就指出："拔伸牵引主要力量来自腰腿。"

2. 屈伸牵引

靠近关节部位的骨折，其成角畸形，如骨折靠近的是单轴关节（肘关节），则要将折端与关节连成整体向近折端所指的方向牵引，成角（对于关节而言，就是屈伸）才能纠正。注意牵引适度，过度牵引可导致远折端旋转。若骨折靠近多轴关节（肩、髋），骨折可能在三个平面上移位（矢状面、冠状面和水平面）。整复时牵引要改变几个方向并配合其他手法才能将骨折复位。

二、挤推、提按

在有效的牵引达到了骨折端适度的分离时，施行的手法是在骨折处朝移位的相反方向挤推（内外移位）、提按（上下移位），迫使移位骨折端就位。

当两骨并列位发生骨折（桡、尺骨骨折，胫腓骨骨折，掌骨骨折，跖骨骨折），骨折处因骨间肌或骨间膜的收缩而相互靠拢，这实际是骨折侧方移位的一种形式，可使用挤推手法使其分开，复位。

施行挤推、提按手法时，术者要找准着力点，手指贴紧皮肤，不能在皮肤上磨蹭，否则作用力方向不准，整复效果差，而且会损伤皮肤。

三、旋转

有些骨折因受伤外力的作用或骨折后肌肉的牵拉而导致骨折远端的旋转移位。这时必须在持续牵引下，朝移位的相反方向旋转以纠正。当然必须在明确旋转移位的方位的前提下才能准确复位。

四、反折

使用拔伸牵引难以纠正的重叠移位，除了伤者肌肉较发达原因外，常常一侧骨膜和软组织是完整的。这类骨折可使用反折手法，加大骨折处成角，利用对侧尚属完整的软组织为合页，将骨折端相抵，再反折复位，操作要点以前臂为例（见图2-4-3、图2-4-4、图2-4-5）。

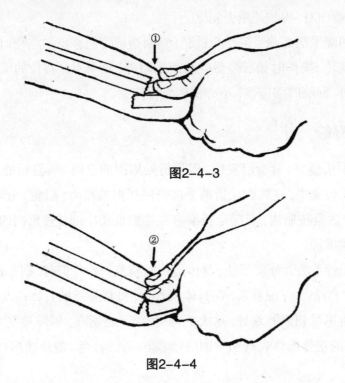

图2-4-3

图2-4-4

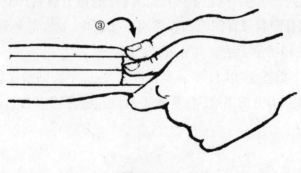

图2-4-5

（1）术者拇指顶着背侧骨折突出端，其他四指握住下陷的骨折端，拇指向下推挤突出的骨折端；

（2）向掌侧加大成角至两骨折端皮质接触；

（3）将远折端反折而复位（反折必须稳妥，以免损伤对侧完整的软组织）。

五、回绕

当两个骨峰成背向反锁或骨折断端骨峰嵌插于肌肉中时，将骨折端相互绕转，使骨峰面对，再拔伸牵引复位。

使用回绕手法必须了解受伤机制，判断造成背向移位的路径，向骨折移位方向逆向绕转。操作时如回绕感觉软组织阻挡，说明不是移位的反方向，应改变回绕方向。回绕时需谨慎，小心损伤血管神经。

六、散瘀舒筋

经过手法整复，骨折已复位，但骨折处周围的肌肉、肌腱可能被扭曲，局部瘀血也比较集中，这时必须借助手法舒展扭曲的肌肉、肌腱，分散集中的瘀血。操作方法是按肌肉、肌腱走径推拿或在瘀血集中部位慢慢向四周分散，手法必须轻柔准确。

各种正骨手法为分解手法，具体运用到整复一种骨折时，则要选择合适的手法组成"套路"，仔细看来，在具体操作中，每种骨折的具体情况不同，而同一手法又有不尽相同的差异，这大概就是"巧"之所在，则需整复者有些悟性了。何竹林的正骨操作表现出鲜明的稳、准、巧的特色，他还指出："力要刚、柔、迫、直。刚是强力，柔是缓力，迫是压力，直是拉力。拔伸常用刚力，旋转常用柔力，推挤常用迫力，对抗牵引是直力。"前辈的经验是可贵的，但需在具体操作中细心领会，反复总结经验，方可成为自己的技巧。

使用正骨手法必须注意以下四点：

1. 必须在有效的麻醉下进行骨折整复

麻醉的作用，我国战国时期（公元前4世纪）已有认识，唐代蔺道人便在骨折整复时使用麻醉。当然，当时的麻醉是不完全的，毒性也很大。麻醉于整复骨折的应用，减轻了伤者的疼痛，而且避免因此而导致的本能的对抗性的软组织紧张，在一定程度上减少了肌肉等软组织的张力，有利于整复操作。

2. 注意骨折附近的血管和神经

骨折可波及其附近的血管或造成神经损伤，当然，手法整复可解除已造成损伤且继续存在的损伤原因。但是如不注意手法，整复骨折时亦可能造成同样的损伤。肱骨下1/3骨折要注意其前方的桡神经；肱骨髁上骨折要注意肘前方的正中神经和肱动脉；股骨中下1/3骨折要注意其后内侧的股动脉；股骨下1/3骨折要注意后方腘动脉和腘静脉；腓骨小头骨折要注意外侧的腓总神经等等。

3. 注意利用软组织的合页作用

软组织合页问题，包括如何分析合页存在已在"识其体相，辨清伤情"一章中叙述。软组织是骨折之后残存的骨膜连续部位，有助于骨折复位时的稳定性，要充分利用之，慎勿破坏。过度牵引或违反逆创伤机制规律的复位，都可能破坏仅有的软组织合页。反折手法充分利用了软组织合页的作用，当加大成角时，软组织合页起到了如合页般的连接作用，当两个断端相抵，折回原位时，软组织合页的张力形成有如该侧的夹板一样，维持复位后的骨折的稳定性，所以又有人称为"软组织夹板"（见图2-4-6）。

回旋手法矫正斜形骨折折端反锁（背靠背移位），也是利用软组织合页连接作用（见图2-4-7），如用拔伸牵引矫正折端反锁移位，则软组织合页的张力增大，反锁无从解除。

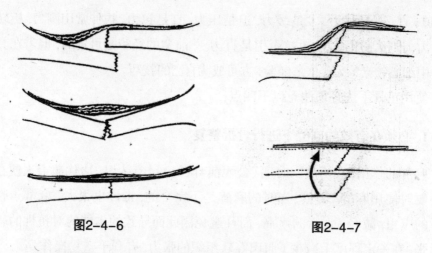

图2-4-6   图2-4-7

4. 注意肌肉对骨折移位的不利因素的转化

　　肌肉是导致骨折移位的不利因素，选用复位手法时要注意到手法的转化作用。拔伸牵引和挤推提按就是克服肌肉张力造成骨折断端短缩或侧方移位的不利因素。有时可利用体位来松弛导致骨折移位的主要肌肉，以利复位，如整复肱骨外髁骨折时，笔者习惯将伤肢腕部背屈，并屈肘约130°，这样可使附于肱骨外髁的桡侧伸腕肌松弛，而易于复位，因为肱骨外髁骨折移位多为此肌收缩牵拉所致。股骨髁上骨折（折线自后上向前下类型）复位时，则将伤肢屈膝使腓肠肌得以放松，而易于复位，因为股骨髁上骨折骨折线自后上向前下类型者，附于其上的腓肠肌的收缩而至远折端向后倾斜移位。此外，有些骨折复位时还可将肌肉对骨折复位的不利作用转化为协助复位的有利作用，如成人股骨上1/3骨折有人主张于中立位牵引，此时，只要重叠纠正，近折端则可因屈髋肌的力量而由外展、屈曲位置自动地回复到中立与远折端对合。但有时一些骨折之近折端为强大的肌力牵拉，手法无法克服，则需以远折端来就近折端而复位，如桡骨于旋前圆肌附着点以上骨折，近折端受强大的旋后肌牵拉至旋后，一般难以回复到中立位置，而需将远折端旋至与近折端相应的旋后位置使骨折端对线，然后再以其他手法使其对位。

第五章　小夹板骨折外固定与小夹板材料

　　远在公元前400多年，古希腊名医希波克拉底已在他的《希波克拉底文集》《论关节》和《论骨折与脱臼》中记载了用手法复位，局部夹板外固定治疗四肢骨折。而我国同期的《五十二病方》中只叙述了以布带包扎固定和内外用药等创伤骨折的治疗法则。此后，19世纪西方推广应用石膏绷带外固定技术，1895年X线的发明，并广泛应用于临床，为骨折的诊断、治疗创造了有利条件。西方医学者们追求骨折的解剖复位，刻意寻找坚强的固定方法，逐渐地放弃了局部外固定，而代之以包括上下关节的广泛石膏外固定和手术切开内固定。虽然石膏固定有良好的塑形性能，与肢体的接触面大，造成皮肤压迫性溃疡的机会较小，固定也很牢靠，但是传统的石膏管型固定由于石膏质地坚硬，与肢体贴合严实，而创伤后肢体的进行性肿胀，容易引起压迫以致血运障碍，甚或肢体坏死。可是当肢体肿胀消退时，石膏管型又慢慢过松，失去固定作用，而使骨折再移位，同时当石膏管型完成后，如骨折位置不理想，又需拆开重来，十分不方便。而且这种固定形式，无法控制一些骨折端不利于骨折愈合的应力（如旋转）。管型石膏固定骨折西医已经沿用了两百多年。

　　由于受"动静结合"和"筋骨并重"观点的影响，我国西医对传统的管型石膏固定进行了改进，如将管型改为石膏托或石膏夹板形式；原来包括两个关节固定变为只包括一个关节，这些改进减少了管型石膏固定的不方便和危险性，增加了骨折近关节的早期活动的可能性。在国外也出现了不固定或少固定邻近关节的功能石膏固定，"功能石膏"有利于早期功能锻炼和负重。

　　我国的历史条件促进了非手术治疗骨折的发展，夹板外固定术是中医骨科的特色。自葛洪在《肘后救卒方》记载了以竹制夹板外固定方法固定骨折开始，历代医家在临床实践中不断总结和提高。新中国成立后，我国一批骨科有识之士，对中医正骨学做了大量的继承和发扬工作，以现代科学观点去探索夹板局部外固定蕴含的复杂的生物学原理。

　　夹板外固定是通过缚带的约束力、夹板的杠杆力、压垫的效应力、肌筋膜间隙的流体静压力以及肌肉收缩活动所产生的内在动力，在夹板外固定装置的控制下，恢复因骨折导致的不平衡，并能继续矫正轻度成角或侧方移位。把骨折的整复、固定和功能锻炼有机地结合在一起，收到骨折愈合与功能恢复并进的良性效果。

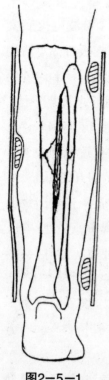

图2-5-1

三点固定是外固定控制骨折移位趋势的原理，合理使用三点固定的杠杆作用是夹板外固定有效的保证。存在软组织合页的骨折，必须使压垫的作用力与软组织合页的稳定作用相适应，合页对侧平面为中间点置一压垫，合页同侧骨干之上下端各为一个力点，而各置一压垫（见图2-5-1）。不存在软组织合页的骨折，则要根据移位趋势，在适当位置放置压垫，以保持三点关系。

骨折复位后再移位，是因肢体重力和肌肉牵拉力两种肢体内在力的影响，肢体重力之重心随肢体屈伸而移动，重心愈近骨折线，因重力而致的移位倾向则愈小。以夹板外固定固定不在关节附近的骨折并不涉及上下关节的局部固定，骨折远段关节以下的肢体重力，不利骨折愈合活动（旋转、成角、分离）被活动的关节所吸收，此外，夹板很轻，增加肢体的重量甚微，因此骨折处所承受的移位倾向是很小的。肌肉牵拉力虽可造成骨折再移位，但骨折也需通过肌肉的协调活动，才能维持复位后位置。通过缚带、夹板与压垫的协同作用有效地控制旋转活动，通过夹板与压垫的杠杆作用防止或矫正成角，也由于缚带、压垫与夹板的协同作用和上下关节的活动，充分发挥了肌肉的协调作用，产生沿骨干纵轴对向的挤压活动，有利于骨折的愈合，并且在局部外固定的控制下，有自动复位作用，可纠正骨折经整复后残余的移位。但是，在关节附近的骨折，某一方向的关节活动是不利于骨折愈合的，因此，需做超关节固定，以控制不利于骨折愈合的活动，如肱骨髁上骨折，肱骨内、外髁骨折，桡骨远端骨折，踝部骨折等。超关节夹板外固定术早于明、清时期已经运用。如明代朱橚在《普济方·折伤门》篇中介绍了对桡骨远端骨折（应是伸直型）超腕关节夹板固定，以控制腕背伸活动及尺偏活动，但可掌屈。清代胡延光在《伤科汇纂·肘骨》篇中记述了肘部骨折包括上臂、前臂的超肘关节杉木板固定。另一篇"髁骨"中又介绍了踝部骨折关节脱位超踝关节外固定法，保持踝关节于90°，可背伸，但控制跖屈及内、外翻活动。先辈们的超关节固定方法，并不完全固定关节，但又能控制有移位趋势的活动，是很有价值的。近代岭南李广海氏主张四肢近关节骨折超一个关节固定。何竹林对肱骨髁上骨折、粉碎性桡骨远端骨折等亦采用超关节固定。

很显然，夹板固定对骨折无应力遮挡作用，不破坏血运，对骨折的自然愈合过程无干扰，对肌体外观无损伤，且便于调整更换，实为简便、安全、有效的固定形式。

夹板的材料各地不同，通常北方以柳木为主，南方则多用杉树皮、茅竹等。理想的夹板材料应具有适合生理曲线的塑性、能起支持作用的韧性、能适应肢体内部压力的弹性，质地轻、有良好的透气性和能透X线等条件。

笔者曾将常用夹板材料做过一些力学性能的测定，其结果是：

1. 容重

用不同厚度柳木及杉树皮在自然状态下测得平均值：

材料名称	柳木	杉树皮
容重（kg/cm^2）	0.517	0.500

2. 弹性模量

在标本内侧中段贴以电阻应变片，引出导线接电阻应变仪，据电阻应变仪所示读数，记录每次增加荷重后标本产生的应变值及应变增值，将所得数据公式 $E=\dfrac{3}{2} \cdot \dfrac{P}{h^2 \varepsilon}$ 计算其结果（各取3—5个标本平均值）：

材料名称	柳木	杉树皮	浙江茅竹	四川楠竹	湖北茅竹
弹性模量（kg/cm^2）	44 033	101 053	103 800	105 500	126 220

3. 弯曲强度

采用弹性模量装置，据公式 $\delta_b=\dfrac{3}{2} \cdot \dfrac{P}{h^2}$ 计算结果：

肢体部位	夹板材料	跨度（cm）	跨中宽度（cm）	跨中厚度（cm）	弯曲强度（kg/cm²）
上臂	柳木	22	6.83	0.39	540
	杉树皮	27	5	0.5	265
前臂	柳木	22	4.2	0.29	445
	杉树皮	30	5	0.5	216
大腿	柳木	22	4.75	0.31	625
	杉树皮	40	5	0.7	179
小腿	柳木	22	6.88	0.35	540
	杉树皮	40	5	0.5	288

从以上测定看来，杉树皮弹性模量明显大于柳木，与竹类接近，弯曲强度则比柳木明显偏小，杉树皮容重小于柳木，质地轻，裁制容易。但杉树皮塑性很差，密度不均匀，制作时易于纵裂为其缺点，另外，能使用的杉树皮要求树龄较长，但已经越来越少，现在能购得的都是嫩的杉树皮，其弹性及韧性更差，大多不堪使用，因此，华南地区的夹板材料问题非常棘手。近些年来，不少北方地区的推销员来南方推销小夹板成品，但质量多低劣，有些并非柳木。

近年来，高分子树脂板、聚酯纤维夹板等外固定材料面世，笔者对这些材料做了一些力学测定，并与柳木板做了对照：

1. 容重

材料名称	柳木	8层聚酯纤维夹板	4层高分子树脂板
容重（kg/cm²）	0.517	0.618	0.725

2. 弹性模量

材料名称	柳木	8层聚酯纤维夹板	4层高分子树脂板
弹性模量（kg/cm²）	44 033	40 150	39 871

3. 弯曲强度

夹板材料	跨度（cm）	跨中宽度（cm）	跨中厚度（cm）	弯曲强度（kg/cm²）
柳木	22	6.83	0.39	540
8层聚酯纤维夹板	22	6.9	0.50	610
4层高分子树脂板	22	6.9	0.30	680

从以上测定可见8层聚酯纤维夹板和4层高分子树脂板的力学性能优于杉树皮和柳木板，且聚酯纤维板和高分子树脂板均有良好的塑性，经过处理的这类板材，可以塑成任意形状，非常好地贴附于肢体表面并且能透X线（特别是聚酯纤维板），透气性亦佳。

聚酯纤维材料只需浸在常温水中，挤压使其吸透水分后再挤出多余水分，即可裁剪成各类夹板。高分子树脂材料先叠成所需的层数（上肢4层，下肢8层或10层）及长度，浸入80℃水中，待变软后，充分按压使各层黏合，即可裁剪成各类夹板。

压垫是夹板外固定的一个重要组成部分。以毛头纸叠成的压垫确实是上乘的压垫，笔者曾设计传力试验装置测试，证实这种压垫能均匀地施布压力，效应良好。但是，岭南地区潮湿，气候炎热，病人使用夹板固定装置后，空气潮湿和汗液使纸垫大量吸湿而不能维护原有的形态，失却作用，因此岭南地区应用纸压垫并不理想，特别是在炎热季节。笔者曾尝试以多种材料制成压垫应用，最后还是多用脱脂棉压垫，虽然其施布压力不如纸垫均匀，但遇湿不易变形，来源容易，仍不失为可用之压垫材料。

缚带以优质的绷带叠成5层缝制而成，上肢及小腿宽宜1.5厘米，大腿则以2厘米宽为好。缚带的松紧度至今常用的仍是以可上下移动1厘米为准，这时缚带的约束力大约是700－800克，此强度既起到约束的作用，又对静脉回流影响不大。有人观察过，当缚带的约束力在200－600克时，末梢血流速度略有增快，血循环量稍减；约束力增加至700克时，血流速度和循环量均开始降低；至800克时，血流速度减低，循环量减少35%，当病人用力伸指握拳时，血流速度和循环量即可恢复；约束力达到1200克时，部分循环开始阻断。故缚带之约束力不应超过800克，并要求病人坚持锻炼，以改善血液循环。缚带的松紧度目前尚无可行的准确检测方法，只凭经验而定，应该特别注意。据笔者的观察，骨科医生处理缚带时过紧多于过松，这就可能影响血液循环，导致肿胀，还使压垫造成压迫性溃疡，用分骨垫者尤应警惕。

夹板固定可随时调整是其另一优势，应随伤肢的变化而及时予以调整。但在两周内调整夹板最好不完全松开，这除了为防止再移位外，也因为当夹板松解时，伤肢的血流量突然增加，再缚好夹板后回流随即减慢，而充盈于远端，加剧肿胀。

第六章　骨折复位和固定后需"时时运动"

早在唐代,孙思邈已将前人的功能体育疗法概括为:扭、托、顿、挽、直纵等练功五大法,这五大法至今仍为伤科功能锻炼的好方法。其后,蔺道人更形成了整复、固定和早期活动的骨折三大治疗原则。他在《理伤续断方》中指出,骨折经整复和固定之后则需"时时运动,盖曲则得伸,得伸则不得屈;或屈或伸,时时为之方可"。

"设想把正常人的肢体予以24小时的石膏固定,几个月后将变成一个无用的肢体,所以骨折治疗时,病人需要的是什么? 无疑是一个及早能活动的有用的肢体,以完成生活和工作的需要。"这是外国学者Dowden的一段话。可是传统的超关节石膏固定技术仍在应用,拆除石膏后伤肢活动功能的恢复在困扰着这些病人。

更为遗憾的是,有些采用了不超关节的局部小夹板外固定的骨折病人,也在解除小夹板后为伤肢功能的恢复而烦恼。这是因为主诊医生在小夹板固定过程中,没有认真地指导病人进行功能锻炼,甚至完全忽略了。严格地说,这些医生未能很好地完成治疗任务,他们放弃了夹板外固定的优越性。

越来越多的学者认识到早期功能锻炼对骨折治疗的重要意义。早期功能锻炼能消肿,防止关节粘连僵硬,减少肌肉萎缩,而且在正确的夹板外固定之下,进行功能锻炼还可矫正或减少骨折残留移位和促进骨折愈合。

按近代的观点,骨折后局部肿胀的原因有二:一是外伤性炎症反应,组织出血,体液渗出;二是疼痛反射导致肌肉痉挛,失去了对毛细血管与静脉血的"唧筒"作用,局部毛细血管、静脉及淋巴管瘀滞,回流障碍。早期的主动肌肉收缩,可恢复"唧筒"的作用,有助于局部循环,促使肿胀消退。

骨折后因关节粘连造成僵硬,而关节粘连的主要原因是肌肉不活动。肌肉不活动,"唧筒"作用消失,循环缓慢,导致水肿,渗出的浆液纤维蛋白在关节囊皱壁、滑膜反折处和肌肉间形成粘连,这种水肿不仅发生于骨折的附近关节,也可在骨折以远关节发生。如前臂双骨折的手部肿胀、小腿骨折的足部肿胀。这些肿胀可以是外伤性炎症反应，但部分却是坠积性水肿和固定压迫引起。因此，早期功能锻炼，自主的肌肉运动，不仅限于骨折固定的局部，还要包括固定范围以外的关节。另外，骨折以远关节的运动，涉及被固定范围内肌肉等长收缩，对避免关节粘连和僵硬十分有利，老年人尤其如此。如前臂骨折时手部的功能锻炼就可牵动所有通过前臂腕部的指伸、屈肌群。

骨折邻近受损的关节囊、滑膜及韧带修复形成的瘢痕，影响关节功能的恢复；经过骨折部位的肌肉与骨折处形成粘连和肌肉本身损伤后的瘢痕化，是造成关节功能障碍的另一原因。这些都必须通过积极自主的肌肉运动而得到减轻或避免。

虽然骨折后因肢体废用必然导致伤肢肌肉的萎缩，但如能早期进行功能锻炼，则可减少肌肉萎缩的程度，同时，还可使大脑始终保持对肌肉的支配，无需于固定解除后重建。

早期功能锻炼的另一重要作用是矫正或减少骨折残留移位，这是只有在正确的夹板外固定条件下才能充分发挥的。骨折整复后至愈合前，因受肢体重力和骨折断端肌肉的牵拉力这两个肢体内在力的影响，而存在再移位的倾向。夹板外固定根据骨折部位、类型、软组织操作程度、骨折端的移位方向以及整复后的稳定程度，预测再移位的方向和倾向力，然后在相应位置放置压垫，以缚带缚上夹板（必要时可加对抗持续牵引），把肢体固定于一个位置上，通过夹板的约束力和压垫对骨折断端的效应力，充分地发挥了早期功能锻炼的肌肉内在动力，恢复骨折后肢体内动力的平衡，将肢体重力和肌肉牵拉力这两种可导致骨折再移位的消极因素转化为加强骨折固定和矫正骨折残留移位的积极作用。进行早期功能锻炼时，肌肉收缩则肢体周径变粗，缚带的约束力和压垫的效应力均增高，残留的骨折移位（如成角、侧方移位）不变，当肌肉松弛时，肢体周径变细，约束力和效应力下降，产生形变的夹板弹性回位，使骨折移位得以矫正。

很多的实验说明合理的夹板外固定为骨折愈合提供合适的力学环境。早期的肌肉收缩活动可形成周期性压力荷载对骨折产生间断的压缩应力和振荡活动，使骨折加速了适应性，有利于骨痂的形成，并且通过肌间隔"不可压缩液体效应"作用，肌肉包绕的骨折处达到相对稳定状态，使骨折在愈合的初期便承担一定荷载，而促进骨折愈合。同时主动的肌肉收缩增加了肌肉容积和力量,降低肌肉的疲劳性,加速恢复肌肉和关节的功能。

虽然早期功能锻炼对骨折愈合环境所产生的力学、化学和电学的改变是复杂的,尚未完全明了,但是从以下几个方面可以说明早期功能锻炼对骨折愈合是有影响的。

美国骨科协会副主席Sarmiento认为大脑麻痹性震颤病人四肢骨折愈合特别快,就是骨折断端在运动的结果。事实证明,活动使早期外骨痂迅速增长,稳定了骨折断端,增加骨结构的强度,使骨折处能及早承受较大的荷载,为骨折愈合创造条件。Goodship Kenwright和Wolf等学者认为,有控制的轴向荷载所产生的骨折断端显微活动周期性刺激则早期便有丰富的外骨痂生长,骨痂的抗扭转能力增高,提示早期主动的功能活动能给骨折一个合适的力学刺激。但不是所有应力都能刺激外骨痂形成,目前认为轴向荷载产生的压缩应力对骨折愈合有利,而剪切和扭转产生的剪应力则对骨折愈合不利,因为剪应力造成断端间摩擦,伤害新形成的毛细血管和骨痂,骨折处旋转性的不稳定易于造成骨不连。中医夹板外固定,主要固定骨折之局部,纵使超关节固定也只限制不利于骨折愈合的活动,为早期功能锻炼提供了最佳条件。功能锻炼时,通过夹板、压垫和缚带的作用,不利于骨折愈合的作用力被骨折上下关节所吸收,而保证轴向压缩应力有效活动。这就是中医的"静中有动,动中有静,动静结合"和"筋能束骨"之理。

Hardt指出:"缺乏运动和肌肉收缩的正常肢体能使骨质丢失致骨质失用性疏松,并伴随钙代谢的负平衡,这些表现在固定2周后便可出现。"更为严重的是缺乏肌肉收缩活动的刺激,是导致骨萎缩的主要原因。由此可见,早期功能锻炼可以预防骨质失用性疏松和骨萎缩,并与骨折的愈合紧密相关。

有人认为,生理应力促进骨折愈合可能与骨生物电效应有关。骨生物电主要表现为机械性应力作用下产生的压电效应。Gross发现:"正常骨组织中的微血管和细胞外液中存在着许多离子或带电荷分子,而血管壁和生物大分子表面均有固定电荷,在肌肉收缩力和外力载荷等应力作用下,这些液体发生流动时就会产生流动电势,而促进骨的形成。"骨生物电对骨的影响是通过刺激细胞活动而起作用的,早期功能锻炼能给骨折断端产生更多生理应力刺激,从而转换成电刺激骨细胞增生而促进骨痂形成。

血液供应是骨折愈合的决定性因素。骨折后营养动脉的血液供应受到破坏，软组织损伤严重时，还将波及骨外膜血管供应。早期功能锻炼可以改善骨血管的形态，增加血管的数量，刺激血管侵入骨折端，提高血流量。骨折愈合过程需要矿物质，它与骨的力学强度有关，而矿物质又与血流密切相关，肌肉活动使骨血灌流量增加，促进骨痂形成和矿物质化，从而改善了骨折愈合的速度和质量。

早期功能锻炼

早期功能锻炼是指骨折复位后至解除外固定期间的锻炼。伤后的2周内，即外伤性炎症康复期，此期骨折断端很不稳定，且有不同程度的软组织损伤待修复，伤肢瘀血壅聚，经脉瘀滞，局部疼痛，肢端肿胀。锻炼形式主要有肌肉收缩，以达到消肿、止痛，防止关节粘连和减少肌肉萎缩的目的。

一、骨痂形成期的锻炼

伤后3-4周，即骨痂形成期，此期骨折断端已有纤维组织相连，开始出现早期骨痂，一般性的软组织损伤基本修复，局部肿胀消退，疼痛明显减轻，宜加强肌肉收缩锻炼。待肌力增加，骨折部位不痛，上肢能紧握拳，下肢踝关节背屈或大腿抬高有力不颤抖时，即可进行关节活动。锻炼先由单关节屈伸开始，而后逐渐发展到多关节协同活动，先被动活动，后循序渐进过渡到主动锻炼。

当骨折接近临床愈合时，骨折已相对稳定，可暂时拆除外固定进行熏洗和适当的按摩，然后再缚好外固定进行功能锻炼。

二、临床愈合期的锻炼

骨折到7-10周以后，已经临床愈合，外固定解除，这时，除在固定期中为控制不利于骨折愈合的活动而受限制的一些关节的活动尚需进一步恢复之外，其他的关节功能通过早期功能锻炼应基本恢复，遗留的功能恢复可按骨痂成熟期锻炼法加大运动量进行锻炼并鼓励病人做力所能及的生活操作及开始工作，这是最全面的功能锻炼方法。此时应积极配合熏洗和按摩。

关于功能锻炼的问题，归纳起来，还需强调几点：

（1）骨折治疗中，固定与锻炼是同样重要的。骨折的整复、固定为骨折愈合创造了条件，但骨折能否尽早愈合，还在于锻炼，故功能锻炼是治疗骨折的重要手段,必须贯穿于骨折治疗之始终。

(2)功能锻炼的原则是:保持骨折复位,促进骨折愈合和恢复肢体正常运动功能。

(3)须知上肢的运动功能是握物,下肢则为负重和行走。

(4)早期功能锻炼有极其重要的意义,绝对不容忽视,而早期功能锻炼必须以正确有效的外固定为基础。

(5)功能锻炼必须发挥病人的主观能动性,鼓励病人在力所能及的条件下,运用正确的锻炼方法,积极主动地、循序渐进地进行功能锻炼。对一些急于求成的病人,要注意正确引导乃至适当地控制。

(6)锻炼以主动活动为主体,辅以带动下的被动活动,但在肌力未恢复时被动活动是必需的。

(7)功能锻炼应注意利用肢体的重力作用。当肌力未恢复时,可利用肢体重力牵动协同进行锻炼;肌力增加足以对抗地心引力运动时,则可利用肢体重力作为对抗力来增加运动量。如早期的肘关节屈伸锻炼因肌力未恢复,若采用站立位进行,则会力不从心,收效甚微,如将上臂平置桌面上,前臂与桌面垂直,从90°屈肘位出发进行屈伸,则前臂的重力可引起协同作用,效果显著;如肌力增加至足以对抗地心吸力时,则可采用站立位屈伸肘关节。

(8)功能锻炼的运动强度应据骨折愈合情况而定。

(9)功能锻炼要注意局部反应。局部反应一是疼痛,如果疼痛不是发生在骨折处,而是在关节,且不是因被动活动引起,也不是突然发生,只是随着锻炼范围加大而明显者,则不必顾虑,反之便要检查原因;另一反应是肌肉痉挛、肿胀或发绀,这种反应多出现于下肢负重锻炼之早期,说明伤肢尚未适应,宜暂停锻炼,采取抬高伤肢、局部活动、按摩和熏洗等措施,待症状消失后,立即进行锻炼。

(10)由于大腿的解剖结构和骨折早期的主要矛盾是骨折处的复位和稳定,故功能锻炼应以股四头肌收缩为主,内收肌群与外展肌的活动越小越好。这样,既有助于骨折残留移位的矫正,又能使骨折端产生间歇性的应力刺激,促进骨折愈合。

第七章　伤科之瘀

瘀乃伤科病机之核心,治疗的主要矛盾。

所有骨伤致病因素固然可致瘀,诸多骨伤之证候又都因瘀引起。《诸病源候症》云:"卒然致损,故气血隔绝,不得周荣。"《理伤续断方》指出:"瘀血不散,腹部膨胀,大小便不通,上攻心腹,闷乱致死。"

《内经》从整体观、系统论出发,提出了外有所伤内有所损的论点。这是因为"且肢体损于外,则气血伤于内,营卫有所不贯,脏腑由之不和"(《正体类要》)。在坚持传统理论与方法的前提下,也可参照并检验近代科学提供的指标。近代医学研究也证实了因压伤所致局部缺血,引起机体局部及全身的双重反应。局部反应的主要表现是压伤部位的红肿、压痛、肢体功能障碍,局部血流明显减少,其中包括中小动静脉及微循环的障碍,伤后X线造影显示,动脉萎缩狭窄,静脉扩张而血流瘀滞。局部压伤引起全身反应,主要是血液流变学指标明显异常,如全血黏度、血浆黏度、血球沉降率、纤维蛋白原明显增高,血小板聚集功能亢进、血栓素增多,均提示机体全身凝血机制失调,处于高度浓黏度状态,血液流变性改变同时,微循环形态及流态也明显改变,如血管模糊,欠光滑,毛细血管网隐没,血流呈断线状等血瘀的特征性改变。如果长时间挤压,动脉处于高度紧张及疼痛的应激状态,则必然引起交感肾上腺系统的亢进,促进了血管的痉挛,自由基分解能力下降,引起许多脏器功能和形态的改变。病理组织学检查表明,压伤后动物肾、肺、肝、肾上腺等脏器出现肿胀瘀血,毛细血管扩张,细胞聚集变化。电镜检查可见相同的超显微结构改变,这些都不同程度地引起脏器功能减退,严重者甚至引起脏器功能衰竭。

李东垣对伤科瘀血留内的看法是:"夫从高坠下,恶血留于内……血者,皆肝之所主,恶血必归于肝。不问何经之伤,必留于胁下。盖肝主血故也。"他还认为"诸痛,皆属于肝,木既败血,凝沍从其属,入于肝也。从高坠下,逆其上行之血气,非肝而何?……以破血行经之药治之。"(《医学发明》卷三)关于复元活血汤李氏有如是说:"……肝胆之经,俱行于胁下……宜以柴胡为引,用为君，以当归和血脉为君；又急者，痛也，甘草缓其急，亦能生新血，阳生阴长故也，为臣；穿山甲、瓜蒌根、桃仁、红花，破血润血为佐；大黄酒制，以荡涤败血，为之使。气味和合，气血各有所归，痛自去矣。"（《医学发明》卷三）复元活血汤意在攻下逐瘀，阐明了攻下逐瘀法有"荡涤败血，能生新血，阳生阴长"之功，因而达到"气血各有所归，痛自去矣"的结果。李东垣之复元活血汤与"恶血必归于肝"的观点齐名。

《太平圣惠方》指出活血化瘀药有"散瘀血、理新血、续筋骨"之功能。《疡医大全》亦云："……瘀去则新骨生，则合矣。"1981年Connolly强调指出："骨折愈合过程，首先应当理解正常及变化的血液循环。"1968年Trueta以电镜照片论证了骨细胞很可能是血管内皮细胞衍变分化而来。这说明了骨折局部的血液循环不仅对骨折愈合的代谢提供营养物质，清除废物，而且也是骨生长本身细胞之来源。

何竹林认为："损伤疾患，不离气血之变。"早在《素问·阴阳应象大论》就有"气伤痛，形伤肿"之说，明确了创伤的肿痛与气血有关。由于创伤损及气血，气滞血瘀，故治理气血实为治疗血瘀的重要内容，历代医家在气血学说的指导下，对治瘀得以不断发展，如在活血方中使用理气药，以达到行气活血之目的，丰富了活血化瘀的内容。唐代以前，行气多采用辛热宣透药，晋代对理气药的发掘，加上金、元学派学术影响，至宋、元时期理气药已减少辛热宣透之品，而广泛应用辛平或辛微温之疏肝行气药物。刘河间和朱丹溪都极力反对运用辛热香燥行气活血，力主辛平或甘凉，因此，此间不仅在攻下逐瘀或凉血方剂之中广泛应用了枳壳、木香、降真香等，且大量出现以行气活血为主的治伤方剂。清代王清任在他的《医林改错》一书中有通瘀活血法，创立了十几个方剂。还常将治血与理气相联系，理气又与祛瘀相结合，在祛瘀方中重用黄芪，乃王氏之独创。他的通瘀活血法及补气活血法，对伤科治疗也有指导作用，其逐瘀方剂，如血府逐瘀汤等亦普遍采用于伤科。此外，创伤之亡血耗气，气血两虚时，据其病机则要治血须理气，补血须补气，方可奏效。

血瘀一证，历代医家之认识不断地深化，理论体系日益丰富。祛瘀之法则源于汉代，发扬于晚清，为中医学中极具特色的一种治疗经验和理论，同样指导伤科之治疗。

第八章 骨折内治法

何竹林告诫我们,如不熟悉中医基础理论,没有扎实的辨证论治基本功,则会沦为一名"驳骨匠"。

《内经》较全面地阐述了中医学理论体系的系统结构,反映出中医学的理论和学术思想,奠定了中医学的发展基础,后世名家、流派,都在《内经》的理论基础上不断发展。在骨伤科,《内经》造就了内治法,是中医骨伤科的鲜明特色。唐代蔺道人于公元841年至846年间完成了我国第一部伤科专著《仙授理伤续断秘方》,在书中"治伤损方论"一章里,总结了自汉代以来内治疗伤的经验,创造出七个步骤的内治损伤法,开创了伤科方药内治的先河。历代伤科医家,经过反复实践,世代相传,为伤科积累了许多的方药,丰富了伤科内治法的内容,中药对创伤病的消肿、止痛和促进骨组织再生的作用,也逐渐为现代科学所证实。

骨伤科的生理、病因和病机是内治法的基础,必须熟悉。骨伤科主要是研究运动系统损伤疾病,中医对运动系统的骨、关节、筋肉和脉的形态结构、生理功能大体上是从机能解剖观来认识的。

中医通过机能解剖所认识的骨、关节、筋、肌肉和脉的生理概念,是中医骨伤科的基础理论之一,指导临床实践。

人体生命活动的维持,主要依靠脏腑的功能活动,而脏腑的功能活动则以气、血、精、津液为物质基础。在人体内,精化气,气主动,血主濡,津液既是气血之源也主濡养,津润肌,液注骨髓。

中医之病因,长期沿用三因分类,即内因(七情引起内伤病),外因(六淫引起外感病),不内外因(饮食、劳倦、创伤、虫兽伤引起疾病)。其实,无论六淫、七情、饮食、劳倦、创伤、虫兽伤等,皆为外来之致病因素,应属外因范围,而正气(机体抵抗力)和病人的精神状态才是疾病发生的内因。

创伤引起的骨伤病本身有其病机变化,即气伤痛,形伤肿;外有所伤,内有所损;瘀血归于肝;瘀去新骨生;亡血耗气等。

"气伤痛,形伤肿"(《素问·阴阳应象大论》),后人吴昆注为:"气无形,病故痛;血有形,病故肿。"气伤,导致伤处阻滞,营卫不行,气机闭塞,形成瘀血,瘀血是有形之物,瘀积于伤处而后形肿胀,"故先痛后肿者,气伤形……"(《素问·阴阳应象大论》),如组织受伤内出血者,离经之血则为瘀,血瘀导致气机受阻而出现疼痛,"先肿而后痛者,形伤气也"(《素问·阴阳应象大论》)。

外有所伤,内有所损,是中医整体观、系统论观点的一个体现,《内经》便充分地论述了这一观点:"皮伤则内动肺""肉伤则内动脾""脉伤则内动心""筋伤则内动肝""骨伤则内动肾"。创伤引起瘀血,瘀血致使气机受阻,脏腑功能则因此而受损,"且肢体损于外,则气血伤于内,营卫有所不贯,脏腑由之不和"(《正体类要》)。

"有所堕恐,喘出于肝"(《内经》),说明仆堕之外伤或情志恐惧之内伤,都易引起肝的病变。李东垣更是十分明确地指出:"恶血必归于肝,不论何经之伤,必留于胁下。"恶血即瘀血,凡属瘀血为患都与肝有关,势必影响肝之功能。

骨折不但骨骼连续性中断,骨髓受损,还致筋脉、肌肉和皮肤等损伤,血必外溢而成瘀血,瘀血阻滞经络、筋脉之气机,气血失运,骨折处则失去气血的滋养。骨骼生长靠骨髓,而骨髓的滋养靠津液。同时,精亦生髓长骨,但精来源于气血,故气血生髓长骨,骨折的修复再生,靠气血的滋养,所以蔺道人指出"便生血气,以接骨耳"。但是,气血沿脉道而运行,脉道为瘀血所阻,气血之运行即受阻,故活血祛瘀应为先行。正如《疡医大全》所述:"有跌伤骨折……内治法宜活血去瘀为先,血不活则瘀不去,瘀不去则骨不能接也。……瘀去则新骨生,则合矣。"

伤科病均致血脉破裂而出血,不论血外流或内渗,均为离经之血,不仅形成瘀血,更因气为血帅,血随气行,失血同时元气受损耗,造成亡血耗气的严重后果。

综上所述,可知伤科病机之核心乃瘀血。

骨折内治近代多沿用三期用药,即早期活血祛瘀,中期养血舒筋,后期健脾补肝肾,笔者认为三期用药把伤科疾病的演变过程简单化了,并不能很好地体现辨证论治。关于骨折内治法,岭南前辈已有许多真知灼见。

何竹林强调以四诊八纲为依据，八法为基础，以治瘀为主，并治兼病。他认为"损伤疾患，不离气血之变"。他在骨折早期内治中，主张祛瘀生新，攻多补少，常用方剂有：桃红承气汤、泽兰汤、失笑散等。中期则活血祛瘀，攻补兼施，常用复元活血汤、生化汤。后期生新祛瘀，补多攻少，多用八珍汤、四物汤、补中益气汤。

李广海氏认为"凡跌打损伤，瘀血内蓄，急宜逐瘀"，主张早期大破，后期则"瘀血既去，势必气血两伤，要收血功，理应温补"。同时他强调辨证施治，如瘀血积于内，正虚邪实者，宜攻补兼施；亡血耗气者，则先行固脱，后再祛瘀。

蔡荣通过对伤科病机的研究，形成了一套伤科辨证和治法。他将四诊配合现代科学检查与八纲辨证、脏腑辨证、六经辨证等结合起来，以内治八法为基础，根据外伤内损、气血、筋骨等伤科病机特点，将伤科归纳为表里、虚实、轻重、缓急等证候，总结出伤科内治八法：攻下逐瘀、行气活血、清热凉血、通窍安神、接骨续损、舒筋活络、补益气血、补养肝肾。

综合前辈们的经验，根据伤科生理、病因和病机，可知伤科内治核心在于瘀，但气血相互依附，故治血又必及气，然肝、脾与气血之关系最为直接，而骨为肾所主，肝、脾、肾三脏与治疗尤为相关紧密。据"外有所伤，内有所损"的机理，外伤必然引起脏腑的病理变化。这一病理变化又会影响机体的生理功能而成为另一病理变化的因素，因此，骨折之内治仍应以脏腑的病理变化，作为病因，来进行"审因论治"。"辨证求因，审因论治"同样是骨折内治的基本规律，只有遵循这一规律才能使内治立法用药具有深度，较能显示中医整体观的优越性。

笔者认为骨折内治需掌握以下原则：

1. 以辨证为主

虽然病人是骨折，内治用药仍应以"证"为主要依据。通过辨证，分析四诊所得之证候，了解到整体的病因，脏腑部位、性质以及发展趋势，以掌握病人整体病变的实质，而确定治则，按"证"用药。因此临床上虽为同类骨折，但因病人的体质不同，机体反应各异，而表现出不同的"证"，所以治疗也不相同，反之，不同的骨折，如表现同一"证"型，而采用同样的治法。

2. 治病必求于本

所谓"本",一是指疾病的本质,求本者,即通过证候分析,从各种病因中找到根本病因,针对根本进行治疗;另是指正气,求本乃扶正。

3. 标本兼治

一般而言,治病只要抓住本质,就能使病"本"消除,"标"亦随之解决。但是,疾病千变万化,治病还要分清主次先后,按轻重缓急予以处理,故标本的应用还有"急则治其标,缓则治其本"的变通方法,即是抓住疾病的主要矛盾,先予解决(如骨折之"瘀"证)。

4. 扶正为主,祛邪与扶正相结合

在治疗过程中,扶正是主要的。病人以正虚为主要矛盾者要扶正,用祛邪药无效者要考虑扶正,长期祛邪要注意有伤正的可能,病的恢复期和防止复发要注意扶正。祛邪只是一种手段,对以邪盛为主要矛盾的病证,则用"实则泻之"以达到邪去正复的目的,故但凡祛邪药只宜暂用,不可久服。伤科之"瘀",属邪,伤科祛瘀法实为治标,尽管外伤之后,"瘀"成为矛盾的主要方面,需先解决,但应适可而止。

5. 掌握原则,结合具体情况

每个病人的具体情况与治疗用药有很大关系,在掌握原则之同时还应结合具体情况全面考虑。同一个证,每因人的不同而用药也有所不同,如同是实热证,但体弱或年迈者,使用寒凉清热药时便不应量大或久服。同因外伤致瘀,也要根据病人不同的体质而采用合适的治瘀法。

虽然"瘀"是骨折病机的核心,但治瘀绝不仅是使用桃红、红花之类药物而已。有些群众(也许是广东的群众)印象中,伤科医生最爱用"破血散瘀"的跌打药,他们生怕因"破""散"而伤害了身体,因此在看伤科病时常常反复申明自己体质如何之差,提示医生手下留情。当然,这一方面是误解,但另一方面也告诫我们治疗伤损应注意运用四诊八纲,进行辨证论治。

兹列举医案三则,可见古人立法用药之精神:

（1）丹溪治一老人坠马，腰痛不可转侧，脉散大，重取弦小而长。朱曰：恶血虽有，不可驱逐，且补接为先，用苏木、参、芪、芎、归、陈皮、甘草。服半月，脉散渐收，食进；以前药调下自然铜等药，一月愈。（选自《名医类案》）

（2）一兵坠马闪腰，非特不能转侧，更且声咳皆疼，予用疏风散气破瘀活血之剂而愈。凡坠堕者，百骸皆振，五脏俱动，有血不瘀而气不滞者哉。若专从血论，乃一偏之说也。虽云坠堕瘀血必归于肝，然肝藏血，肝亦主气，欲破其瘀者必先理其气，欲补其血者必先养其气也，所以古方有鸡鸣散、补血汤等法也。（选自《伤科汇纂》）

（3）葛冢冯家一小儿，七八岁，膝被胐（挫闪意），跛行，行则痛，数日矣。闻戴人不医，令人问之。戴人曰：小病耳，教来。是夜以舟车丸、通经散，温酒调而下之。夜半涌泄齐行，上吐一碗，下泻半缶。既上床，其小儿谓母曰：膝膑痒不可往来。日使服乌金丸壮其筋骨，一月疾愈而走矣。（选自《儒门事亲》）

以上述说，说明要使伤科内治能有深度，充分体现中医整体观之特色，就必须熟悉伤科生理、病理，治疗上则要遵循辨证论治的基本规律。

笔者以辨证、求本、祛邪与扶正相结合和具体情况具体分析为原则，立有通利祛瘀法、调血祛瘀法、破血祛瘀法、疏通祛瘀法、行气活血法、凉血活血法、安胎活血法、舒筋活血法、舒筋通络法、健脾益气法和补益肝肾法。兹分述如下：

一、活血祛瘀

1. 通利祛瘀法

为骨折早期常用之法。

方例：

加减泽兰汤

泽兰10克、桃红10克、红花6克、赤芍10克、丹皮6克、香附6克、木通10克、三七10克。

方中泽兰、桃红、红花为祛瘀主药；三七助上药祛瘀且可止血；赤芍、丹皮既能活血，还能凉血，以防热瘀互结。而祛瘀乃祛邪之法，按用药规律通常应佐以通利法，故以香附理气，气能行血，木通通利血脉，以利血行，从而加速瘀去而肿自消。

2. 调血祛瘀法

适用于虚人跌打损伤而致瘀者。

方例：

（1）生化汤（《傅青主女科》）

当归24克、川芎9克、桃仁6克、炮姜2克、炙甘草2克。

本方既活血，又养血，作用相辅相成，从而达到祛瘀血而不伤新血，瘀血去而新血生的目的。虚人跌打损伤瘀血留滞者，使用调血化瘀法，以生化汤为代表。

何竹林也常以生化汤加减，他多去炮姜加地龙、红花。

（2）桃红四物汤（《中国医学大辞典》）

桃仁10克、红花6克、当归12克、川芎6克、赤芍10克、香附（制）6克、生地黄10克、玄胡索10克、丹皮10克。

本方调血化瘀，行气止痛，适用于形体不实，不耐攻伐之跌打损伤，气滞血瘀肿痛者。

（3）新伤续断汤（《中医伤科学讲义》）

当归尾12克、土鳖虫6克、乳香3克、没药3克、丹参6克、自然铜（醋煅）12克、骨碎补12克、泽兰6克、玄胡索6克、苏木10克、续断10克、桑枝12克、桃仁6克。

3. 破血下瘀法

适用于骨折早期，形体壮实，瘀血内留，烦躁口渴，少腹胀满，大便不通，舌质红苔黄，脉数有力者。

方例：

（1）桃核承气汤（《伤寒论》）

桃仁12克、大黄12克、桂枝6克、炙甘草6克、芒硝6克（冲服）。

（2）大成汤（《外科正宗》）

当归10克、木通10克、枳壳10克、厚朴10克、苏木12克、大黄12克、芒硝12克（冲服）、红花6克、陈皮6克、甘草6克。

大成汤功能攻下逐瘀生新。治跌仆损伤之后气分受伤而二便秘结者。

4. 疏通祛瘀法

适用于跌打损伤，瘀血留于胁下，血瘀气郁而致疼痛者。常用于胸挫伤、肋骨骨折。

方例：

复元活血汤（《医学发明》）

柴胡15克，天花粉、当归各9克，大黄30克，红花、穿山甲（炮）、甘草各6克，桃仁9克。

复元活血汤重用柴胡，是因胸胁乃肝经循行部位，以为引经药，且可疏通肝气。本方之活血祛瘀寓以疏通、止痛。为加强疏通之力，气郁甚者，加香附、青皮、枳壳、郁金之类。治胸胁伤宜空腹温服，以利为度，得利痛减则停止服用。

5. 行气活血法

适用于经破血攻伐之后，而血瘀气滞、肿痛仍未尽消者。

方例：

（1）和营止痛汤（《伤科补要》）

赤芍10克、当归10克、川芎6克、苏木6克、陈皮6克、桃仁6克、续断12克、乌药9克、没药6克、木通6克、甘草3克。

和营止痛汤以"和"为主，兼能去瘀生新，方中以当归、续断和血补肝肾，陈皮、乌药行气，川芎活血行气，以助瘀去，木通通利血脉，赤芍、桃仁、苏木活血以生新。本方不会过伤正气，故适用于虽经破血攻伐之剂之后，肿痛仍未全除者。

（2）行气活血汤（笔者经验方）

当归20克、丹参20克、木香5克、茴香10克、青皮15克、陈皮15克、香附15克、枳壳15克、玄胡索15克、乌药15克、川楝子15克。

行气活血汤着重于行气活血，适用于骨折气滞瘀血未尽，营卫失和而肿痛者。

6. 凉血活血法

适用于骨折早期积瘀肿痛,瘀血化热,邪正交争,局部红肿热者。

方例:

凉血活血汤(笔者经验方)

苏木6克、黄连12克、栀子10克、丹皮10克、泽兰10克、三七10克、赤芍10克。

朱丹溪力主甘凉养阴治跌打损伤,反对辛热之剂,本方遵丹溪"跌打损伤,须用苏木和血,黄连降火,白术和中"之意而立。据近代超微结构之分析,骨折早期属损伤炎性反应阶段和清扫阶段,选用活血与凉血之药物,是必要的,特别是热瘀互结者则更具针对性。

7. 活血安胎法

适用于孕妇跌打损伤,瘀血阻滞。

方例:

活血安胎汤(笔者经验方)

炒白术、炒黄芩、陈皮各6克,当归9克,白芍9克,川芎3克,砂仁6克,枳壳6克。

孕妇跌打损伤,瘀血内阻之治疗颇为棘手,祛瘀可伤胎,而瘀血为患,阻滞气机,影响血运,胞脉不畅,胎元失养,胞气受阻,壅滞不安又恐有流产之虑。故拟活血和营之剂,以收活血行气,止痛安胎之功。

二、养血舒筋

1. 舒筋活血法

适用于骨折,血瘀、肿痛未全消者。

方例:

(1)舒筋活血汤(《伤科补要》)

羌活6克、防风9克、荆芥6克、独活9克、当归12克、续断12克、青皮5克、牛膝9克、五加皮9克、杜仲9克、红花6克、枳壳6克。

舒筋活血汤立足于舒展诸筋,宣通气道,祛风通络,条达肢体,但又有当归、红花、牛膝之属，以活血散瘀，最宜于骨折有日，但瘀血未尽消者。

（2）生血补髓汤（《伤科补要》）

生地12克、赤芍9克、川芎6克、黄芪9克、杜仲9克、五加皮9克、牛膝9克、红花5克、当归9克、续断9克。

2. 舒筋活络法

适用于骨折中期，关节不利，筋肉挛痛者。

方例：

舒筋活络汤（笔者经验方）

黄芪20克、当归10克、白芍10克、宽筋藤20克、海桐皮10克、续断15克、木瓜10克、羌活9克、五加皮12克、熟地15克。

舒筋活络汤滋肝养血，补气益营，和经通络，以加速组织修复，恢复功能活动。

三、健脾补肝肾

1. 健脾益气法

适用于骨折，气血亏损，脾亏虚弱，肌肉消瘦者。

方例：

（1）补中益气汤（《脾胃论》）

黄芪（蜜炙）9克、炙甘草6克、党参9克、当归9克、陈皮3克、升麻5克、柴胡9克、白术（土炒）9克、生姜5克、大枣4枚。

补中益气汤乃李东垣主治脾胃气虚之名方，所谓脾胃气虚，实即元气不足，由元气不足引起的虚损证候，均可治之。

（2）八珍汤（《正体类要》）

党参12克、白术12克、茯苓12克、当归9克、川芎5克、熟地15克、白芍9克、炙甘草3克。

八珍汤为气血双补剂，适用于骨折后期气血两虚者，脾主运化，为气血生化之源。跌打损伤已伤气血，且治疗中不免祛瘀破血，气血之损更为甚之，故骨折后期，健脾益气至为必要，是骨折善后的常用法则。

2. 补益肝肾法

适用于骨折后期，伤肢功能未复者。

方例：

（1）补肾壮筋汤（《伤科补要》）

当归、熟地、牛膝、山萸肉、茯苓、续断、杜仲、白芍、青皮、五加皮各9克。

（2）补骨方（笔者经验方）

当归12克、熟地15克、续断12克、骨碎补9克、菟丝子12克、黄芪15克、土鳖6克、陈皮6克。

肾主骨，肾与骨之生长关系密切。肝主筋，肌肉、与关节运动的有关组织必须肝血滋养始可进行功能活动，补益肝肾是促进骨折生长和恢复伤肢功能之要法也。

四、温经活络

适用于骨折晚期，肢体筋脉挛痛，阴雨尤甚者。

方例：

（1）小活络丹（《太平惠民和剂局方》）

成药。

（2）大活络丹（《兰台规范》）

成药。

（3）羌活丸（《太平圣惠方》）

羌活、天麻、熟附子、麻黄、桂心各30克，乌蛇60克，全蝎22克。蜜制小丸，一次服5克，一日服3次，温酒下。

（4）麻桂温经汤（《伤科补要》）

麻黄9克、桂枝9克、红花6克、白芷9克、细辛6克、桃仁9克、赤芍9克、甘草3克。

温经通络乃以温热药补益阳气，驱散寒邪之治里寒之法，是《内经》"劳者温之""损者益之"之治则。筋骨损伤日久气血凝滞，阳气不足，腠理空虚者宜之。

第九章　骨折外用药

外治之理即内治之理，外治之药亦即内治之药，所异者法耳。

——吴师机

外用药是中医治疗骨折的一大特色，历代医家积累了丰富的经验。吴师机于其所著之《理瀹骈文·续增略言》中就记载了他整理前人经验后总结出来的如敷、熨、熏、浸、洗、擦、坐等多种外用药方式，并大大扩大了前人膏药敷贴的治疗范围。

骨折外用药发展至今，常用剂型大概为敷贴剂、湿敷剂、熏洗剂、擦剂和熨剂五类。笔者于骨折初期（外伤性炎症恢复期）的外用方药有：

1. 双柏散（黄耀燊方）

侧柏叶2份、黄柏1份、大黄2份、薄荷1份、泽兰1份。

功能：活血解毒、消肿止痛。骨折初期局部肿痛，有热瘀互结之势者尤为适用。

2. 赤小豆散（笔者经验方）

赤小豆6份、芙蓉叶4份。

用于跌打损伤初期，消肿功效甚佳，且对皮肤之刺激性较小，甚少引起皮炎。

以上药方于临床使用是先将各药研为细末，过100目筛，以白醋或蜂蜜调为稍稀糊状，涂于棉布上敷贴；亦常将之制成软膏备用。

制软膏之工艺是：

麻油熬至150℃两小时。

待油温降至100℃以下后，将处理好的药末按每斤油与150克药、90克蜡比例下料,并不断搅拌,冷却即得。

(现常以凡士林煮膏用于临床,但麻油为低分子脂肪酸之油类,易为皮肤所吸收,且刺激性亦较小,实为上乘之药膏基质)

3. 定痛散（笔者经验方）

樟脑4份、冰片4份、细辛2份、薄荷2份。

对于创伤疼痛有一定止痛效果。

以上各药研为细末,过100目筛,密封保存。用时以蜂蜜或蛋清调为糊状,外用。

由于骨折复位之后,需外固定,一般来说骨折处需2周后才有纤维性粘连,骨折始较稳定,故2周内最好不要松解外固定,以免骨折再度移位,特别是不稳定的骨折,因此,骨折初期的外用药以维持较长时间而不干结的软膏剂型为宜。

为了避免因更换外用药而松解外固定,笔者有时也在夹板间隙注入外用药液,使之渗透于里衬之上,发挥药效,而又不必松解外固定。

骨折外固定期内,外用药导致接触性皮炎较为常见,是外界各种物品在接触的皮肤部位发生的皮肤炎性症状,中医有称"药膏风"。

接触性皮炎之发病有原发性刺激和变态反应两类。原发性刺激是接触物品对皮肤有强烈的刺激或腐蚀作用,发病时间的快慢和反应程度的轻重与刺激物的性质、浓度、接触部位皮肤情况和接触时间长短等有关。过去,有人用白花丹外敷,此物含有矾松素,有腐蚀性,敷用15—30分钟后即引起皮炎,起疱。另一种变态反应是接触物并无强烈刺激,且也不是每个接触者都引起皮炎,只是少数人接触物品后,因禀性不能耐受,通过免疫机理而发生皮炎,这类病人一旦已对某物品是致敏状态,再次接触该物品时,就发生迟发性反应性皮炎,故此,这类病人开始敷药时不会发病,约敷至5天以后,则发病。也有的病人开始为变态反应性皮炎,但由于长期接触产生了耐受性而不再发病。另外,有的病人是原发性刺激和变态反应同时起作用而发病的。

皮炎初起局部皮肤即有瘙痒,继而出现红斑肿胀与丘疹性皮疹,甚则出现水疱、大疱、渗出、糜烂、结痂。因此,用药后必须注意皮炎的早期症状——瘙痒的出现,一经出现则要立即撤去药物,清洗局部皮肤,以免因皮炎造成外固定的使用困难。

骨折中期，乃骨痂形成期，在受伤3周以后，骨折已相对稳定，瘀肿渐消，宜敷以壮筋续骨、活血养脉之剂。

壮筋续骨膏（笔者经验方）

续断4份、自然铜（煅）4份、龙骨4份、骨碎补4份、五加皮3份、赤芍3份、红花2份、土鳖2份。

本方制成软膏可敷用2—3天，换药需仔细清洁皮肤，注意接触皮炎的症状。

骨折后期，已临床愈合，外固定解除，此时以功能锻炼为要务，我多用熏洗法以舒经活络，配合功能锻炼加速患肢功能恢复，以下介绍的各种熏洗剂可供选用：

1. 黄氏外洗方（黄耀燊方）

大黄、桂枝各20克。
用法：偏热重用大黄，偏寒重用桂枝。此方用于解除外固定之初期。

2. 通络却痛汤（笔者经验方）

生川乌20克、生草乌20克、当归15克、路路通10克、木瓜20克、威灵仙10克、桂枝15克、独活15克、川椒15克、艾叶20克。
功能：通络、温寒、止痛。适用于骨折后期伤肢冷痛，关节不利者。

3. 活络舒筋洗剂（笔者经验方）

艾叶15克、海桐皮20克、威灵仙15克、苏木15克、生川乌10克、生草乌10克、川红花10克、大黄20克、三棱15克、莪术15克、川椒15克、桂枝15克、没药10克、乳香10克、冰片5克。
功能：活络舒筋，通瘀止痛。
以上熏洗剂煎至沸腾半小时后，先趁热以厚毛巾覆盖伤肢熏之，待降低至合适的温度（约40℃—50℃）时再浸泡患部，每日3—4次。

擦剂与熨剂也是骨折后期使用的外用药, 取其温经止痛, 舒筋活络之效, 对不便熏洗的部位尤为适用。

擦剂分酒剂和油剂两种。《素问·血气形志篇》有道: "经络不通, 病生于不仁, 治之以按摩醪药。" 酒剂虽可配合按摩, 而油剂配合理筋手法或自我按摩也是很合适的, 跌打万花油或广西玉林正骨水可供选用, 但正骨水有较浓郁的刺激性气味。

熨剂常用粗盐、粗砂或糠等炒热, 以布包好热熨患处。如加入吴茱萸、川椒、小茴等辛温、含有挥发油之药物则效果更佳。过去北方有坎离砂以热熨, 现已有药袋销售, 更为便利。

第十章　肱骨外科颈骨折诊治中的一些看法

肱骨外科颈骨折属肱骨近端骨折, 除了折段分离或有软组织嵌入外, 一般都能骨折愈合, 纵使肱骨头旋转移位者也会按期愈合。

由于肱骨外科颈血液运行丰富, 骨折后, 局部往往出现严重血肿, 加之肩部肌肉丰厚, 故一般畸形不易发现, 但有两个证候很有诊断价值:

在伤肢腋窝寻找骨折部位的压痛。

伤肩不能直肘外展和前举。

小儿肱骨外科颈骨折, 由于损伤不重, 局部肿胀不明显, 一经疏忽, 易误为软组织挫伤, 另外完全的嵌插型外科颈骨折并不多见, 也容易误诊, 如果只凭一张X光正位片是不够的。诊断肱骨外科颈骨折要注意观察X线的肩关节侧位片, 侧位可采用穿胸位投照或躯干向患侧倾斜45° 投照均可。这是发现常见的骨折断端向前成角的重要手段, 在侧位片上还可见到肱骨头旋前, 肱骨干上移的向前成角影像, 可识别正位片之嵌插的假象。

肱骨外科颈骨折合并肩关节脱位是存在的, 但并不多见, 而常见的骨折后疑为肩脱位者乃肱骨头的旋转或下移至关节囊隐窝内所造成之假象。或骨折移位严重, 合并腋神经牵拉伤, 致三角肌、小圆肌发生暂时性瘫痪, 因肢体重量的下垂力, 使关节间隙加大; 另或是老年病人后期、因肩部肌肉张力减退、关节囊松弛、上肢下垂力作用，造成半脱位。有时可见到肱骨头游离至远折端的内侧，肱骨头完全脱离关节腔的病例。

骨折端的嵌插，如移位不甚者，一般不必解脱嵌插复位，以免骨折不稳，但少数青年人的单纯性内收型嵌插型骨折则例外。

矫正骨折内收或外展以常用挤按手法可奏效。

向前成角者，其后方骨膜多完整，形成软组织合页，一侧皮质有部分嵌插。整复时，牵引只要求轻轻松动嵌插，不必完全解脱，上举过头是利用骨折处后方之软组织合页作用，矫正向前成角，不要用力过猛，以免破坏"合页"（见图2-10-1）。

一、向前成角整复方法

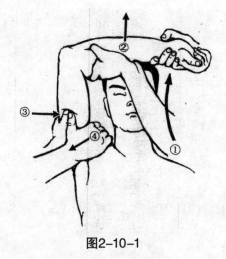

图2-10-1

① 助手握前臂并前屈上举过头。

② 继续向上牵引。

③ 此时，术者两拇指抵住骨折远折端向前推压，其他四指由前扣着骨折成角处。

④ 向下挤压，当有骨擦音时，表示畸形矫正。

二、固定方法

笔者采用厚垫贴胸包扎法，简单有效。

内收型骨折用贴胸包扎法制动，在肘内方加一个厚垫（见图2-10-2）。

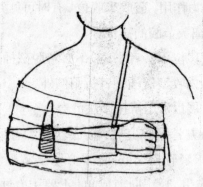

图2-10-2

外展型骨折经复位后，将上臂紧贴胸壁包扎，可取得较好制动效果，也可在腋下加一厚垫（见图2-10-3）。

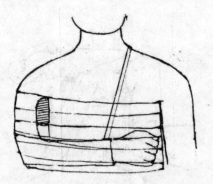

图2-10-3

向前成角，可考虑肩前屈固定法（见图2-10-4）。

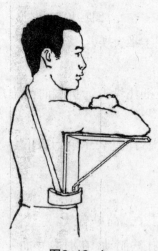

图2-10-4

肱骨头与肩胛骨的关节盂成肩关节，肱骨头较大，而关节盂浅小，呈椭圆形，关节盂仅接触肱骨头的1/3左右，虽关节盂周围有肩盂唇包绕，稍为加深加大了关节盂，但仍比肱骨头小得多，解剖结构决定了肩关节有很大的活动范围，并有良好的代偿功能，故肱骨近端的骨折，虽有一定程度的畸形愈合，也不致严重影响功能。但是，因为不能早期活动，致使肌腱粘连，关节囊挛缩，反会引起肩关节功能障碍，特别是老年病人。

骨折整复后，在有效的外固定下，一周可行耸肩法锻炼，但需限制肩外展及后伸活动。

固定时间，一般儿童2周，成人4周即可，最多不要超过6周便要解除，以免影响肩关节功能。

第十一章　肱骨外髁骨折

肱骨外髁骨折，是一种常见的儿童肘部损伤，由于是骨骺骨折，骨折线通过骺板，复位不佳将直接影响骺板处骨折线愈合时骨桥形成的大小和关节的完整性。骨桥形成大，则骨折愈合后，在生长生育过程中，肱骨小头与滑车间产生一形同鱼尾的凹形缺口亦大，造成肱尺关节面不相适应，发生肘关节半脱位，日久则导致关节软骨退行性的变化，约于10余年以后出现创伤性关节炎。所以，肱骨外髁骨折的整复不能只满足骨折的愈合和近期的肘关节功能良好，而应要求达到骨折解剖复位或接近解剖复位。如骨折不愈合，则于几年以后出现肘外翻，畸形严重者可继发尺神经炎。

骨折移位可有四种类型：

1. 无移位

包括有以下两种情况：
①骨折线通过外髁骨骺骨化中心，骨膜无撕裂（见图2-11-1）。
②骨折线通过外髁骨及滑车（见图2-11-2）。

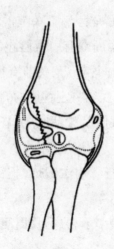 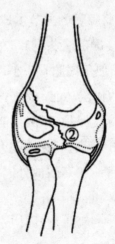

图2-11-1　　　　　　　　图2-11-2

2. 轻度移位（见图2-11-3）

骨折块向外侧轻度移位,骨膜等软组织撕裂。

3. 旋转移位（见图2-11-4）

骨折块呈90°—180°旋转移位。

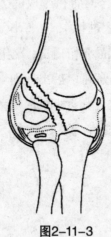 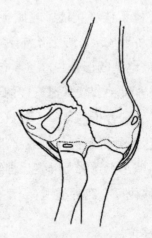

图2-11-3　　　　　　　　图2-11-4

4. 骨折脱位

包括有以下两种情况:

第一种：①骨折块与尺骨、桡骨向外侧移位（并可向后或前脱位）；②关节、囊内侧副韧带等软组织撕裂（见图2-11-5）。

第二种：①骨折块与尺、桡骨向内侧移位（并可向后或前脱位）；②关节囊、内侧副韧带等软组织撕裂（见图2-11-6）。

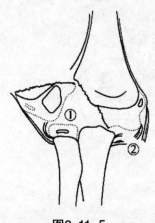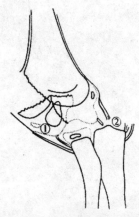

图2-11-5　　　　　　　　　　　　　图2-11-6

X线照片仅能显示肱骨小头骨化中心，实际上骨折块包括了整个肱肌外髁、肱骨小头骨骺、邻近的肱骨滑车的一部分和属肱骨小头之上的部分干骺端，这些组成部分多属软骨，X线可以穿透而无法显影，因此，X线照片上显示的骨折块小于实际的骨折块。特别值得注意的是，2岁以下的幼儿，因肱骨小头骨化中心甚小，若骨折块所连带干骺端骨片又不大时，X线照片则难以显示，必要时可拍对侧肘关节X线照片以资对比，防止漏诊。此外，肱骨外髁骨折之骨折脱位需与幼儿肱骨远端骨骺分离相鉴别，肘后三点关系有助于诊断，肱骨远端骨骺分离，三点关系正常，而肱骨外髁骨折之骨折脱位型则三点关系不正常。

一、复位（见图2-11-7、图2-11-8）

①一助手握住上臂固定伤肢；

②术者一手持伤肢手部、并背屈腕关节；

③屈肘130°；

④肘内翻；

⑤前臂旋后；

⑥术者另一手拇指抵住骨折块向上端，食指抵住向下端，使骨折块后倾；

⑦然后,改以食指抵住骨折块向上端,拇指抓住向下端。食指将骨折块的向上端往内按,拇指则将骨折块下端往内按,旋转复位。

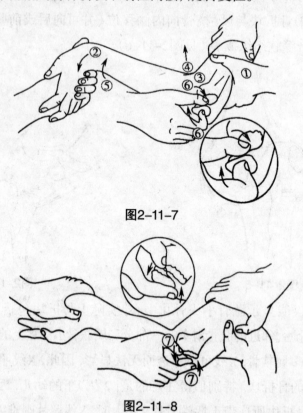

图2-11-7

图2-11-8

(1)侧方脱位整复(以外侧脱位为例)(见图2-11-9)

①持续牵引;

②术者一手抵于上臂1/3之内侧,向外推;

③另一手抵于肘关节下方之外侧,向内推而复位。

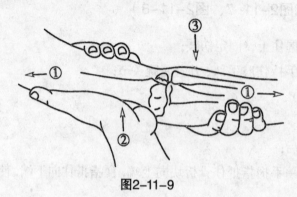

图2-11-9

（2）后脱位的整复（见图2-11-10）

①持续牵引；

②术者一手之中指抵于尺骨鹰嘴，拇指置于肘前，中指在拇指的配合下将后脱的尺骨鹰嘴推纳入鹰嘴窝。

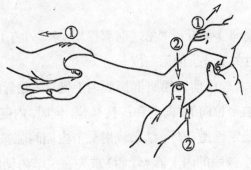

图2-11-10

二、固定

于外髁处置一平压垫，1/3在骨折线以上，2/3在骨折线以下（见图2-11-11）。夹板共3块。内、外侧板自上臂上1/3至肘关节以下，背侧板自上臂上1/3至第五掌指关节。

肘关节处于钝角位，悬吊胸前（见图2-11-12）。

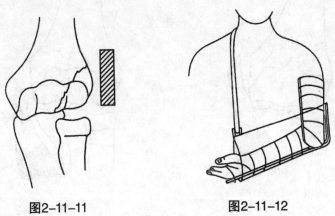

图2-11-11   图2-11-12

三、功能锻炼

复位后即行耸肩锻炼，但不宜握拳；3周后解除固定，进行肘关节屈伸锻炼。

第十二章　肱骨内上髁骨折

　　肱骨内上髁（骨骺）骨折乃常见之肘部损伤，多发生于18岁以前，约占肘关节骨折的10%，居肘关节骨折的第三位。

　　肘关节外展暴力造成前臂屈肌群撕脱内上髁，是肱骨内上髁骨折常见原因。撕脱的内上髁被牵拉向下、向前和旋转移位。同时，内侧副韧带丧失了正常的张力，肘关节之稳定性遭破坏，结果或肘关节内侧间隙被拉宽，或发生肘关节向外侧后方脱位，撕脱的内上髁（骨骺）被夹在关节内侧完全嵌入关节内。有肘关节脱位或半脱位者，常累及尺神经。

　　因外展暴力的强度不同，被撕脱的内上髁可呈不同位置，分为四度。

　　第一度：轻度移位（见图2-12-1）。骨折可为裂纹骨折，或移位在2mm以内，断端仍有筋膜保护，故移位不大。

　　第二度：中等移位（见图2-12-2）。骨折块有2mm以上的移位，但止于肱尺关节面水平位，骨折仍有部分筋膜附着。

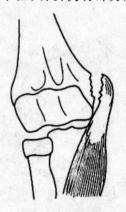 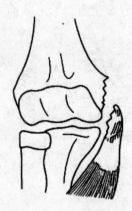

图2-12-1　　　　　　　　　　　图2-12-2

　　第三度：骨折块被夹在肱尺关节内侧（见图2-12-3）。可能尺神经亦随同进入，而出现尺神经受压症状。

　　第四度：骨折块嵌入有肱骨关节面以下或外侧（见图2-12-4）。若同时肘关节向外侧后方脱位，可造成尺神经损伤。

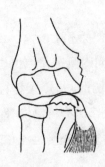
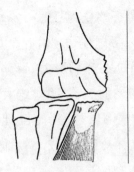

图2-12-3　　　　　　　　　　　　图2-12-4

一、整复

第一、第二度骨折只需将骨折块向肱骨挤压使其靠拢即可。

第三度骨折整复（见图2-12-5、图2-12-6）：

①一助手握住伤肢上臂上段，以固定伤肢；

②术者一手握肘关节外侧，以固定肘关节；

③另一手握腕部，拇指在掌侧，将前臂尽量外展；

④接着，将腕背屈，夹在肱尺关节内侧之骨折块可能被解脱而出。

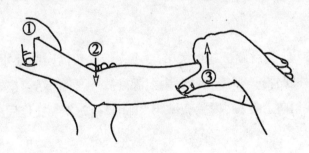

图2-12-5

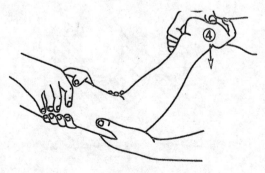

图2-12-6

第四度骨折整复（见图2-12-7）：

①术者一手握住伤肢内上髁上方，向外侧推挤；

②另一手握住前臂肘关节下方之外侧，向内侧推挤，如此，两手形成剪力，迫使向外脱位的肘关节复位。绝大部分在复位的同时，尺骨将骨折块从关节内挤出。有部分病例虽肘关节复位，但骨位之反作用力将尺桡骨向外推，肱骨向内推，重新造成肘关节外脱位，然后再按第四度骨折整复手法整复可望成功。

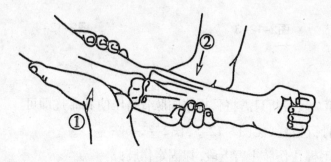

图2-12-7

有尺神经受压症状者，应注意观察恢复情况。必要时不排除手术探查。第三度骨折复位失败，或骨折块过大，累及尺神经沟者，也应考虑手术治疗。

二、固定

固定夹板3块，其后侧板超肘关节。3块夹板的长度同肱骨外髁骨折。固定形式亦同肱骨外髁骨折，但需在肱骨内上髁处置一马蹄形垫，垫之凹部套在内上髁的下方，并稍向上提拉，以胶布贴牢（见图2-12-8）。复位后功能锻炼法同肱骨外髁骨折。

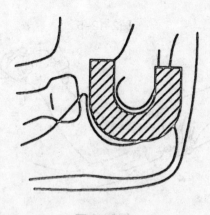

图2-12-8

第十三章　伸直型肱骨髁上骨折

肱骨髁上骨折有72.4%的病例发生于10岁以下儿童,列上肢骨折之第三位,占肘部骨折的60%。肱骨髁上骨折有伸直型与屈曲型两类,伸直型占肱骨髁上骨折95%,而屈曲型只为5%。

一、整复

整复肱骨髁上骨折,笔者采用二人整复法,此法的前臂牵引由术者施行,避免了整复过程中的多个助手的配合问题,而配合默契与否是复位成败的关键。

二人整复法(见图2-13-1、图2-13-2、图2-13-3、图2-13-4):

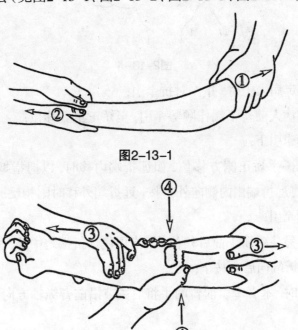

图2-13-1

图2-13-2

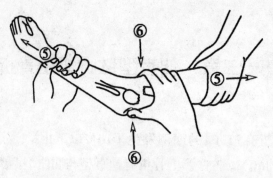

图2-13-3

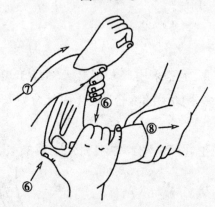

图2-13-4

①助手固定病人上臂, 并作对抗牵引;

②术者握病人前臂下端作顺势牵引, 至矫正重叠移位;

③在持续牵引下;

④术者以一手矫正侧方移位, 如远折端内移时, 以拇指抵于近折端之外侧, 其余四指将远折端由内侧向外挤按, 远折端外移时则相反;

⑤仍持续牵引;

⑥术者的另一手矫正前后移位, 拇指顶住远折端之中部, 往正前方上提, 其余四指将近折端向后方按下;

⑦与此同时, 术者牵引前臂的手将肘关节沿前臂纵轴方向牵引, 屈曲越过90°;

⑧另一助手协助术者固定好上臂。

必须指出, 整复力争一次成功, 反复牵引整复, 因肌力的作用会造成远折端旋转。

二、固定

前臂旋前深屈肘固定法，可以在一定程度上解决因尺侧骨皮质萎缩导致远折端内倾，使肱骨髁上骨折固定。笔者采用前臂极度旋前、深屈肘的方式，这样的位置使内侧骨膜和旋前肌紧张，远折端向外侧挤压，有利于外侧骨质嵌插，因而制止了远折端内倾，达到防止肘内翻的固定目的，同时还使复位后的骨折端稳定。但是，要注意远折端出现外倾，导致肘外翻。在使用夹板上，笔者只在内侧、外侧和后侧（过肘至掌指关节）置夹板，前侧不设置，在屈肘的情况下，肌肉已起到了前夹板的作用，而且还避免了对血运的影响。但是折端前后移位而分离者，则需加前夹板，此时屈肘程度则要特别注意，既要屈肘，又不影响血运。

前臂旋前、深屈肘固定法（见图2-13-5、图2-13-6、图2-13-7、图2-13-8）：

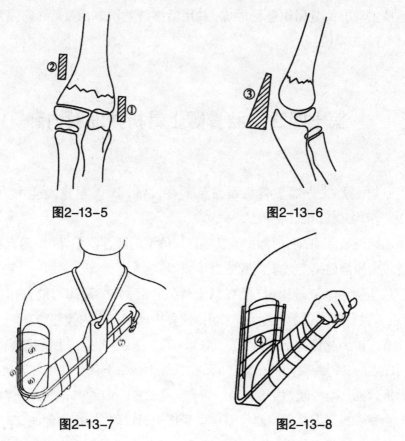

图2-13-5　　　　　　　　　　图2-13-6

图2-13-7　　　　　　　　　　图2-13-8

①于远折端之内侧置一平垫；

②近折端之外侧置一平垫；

③远折端之后侧至尺骨鹰嘴置一斜形垫；

④内、外侧夹板上至腋窝平面，下超肘关节，宽度略超过上臂的宽度，以免绷带包扎使上臂前方受压；

⑤后侧夹板上至腋窝平面，下至掌指关节；

⑥深屈肘（以不影响血运为度），但复位早期必须考虑到肿胀发展而应留有余地，并密切观察；

⑦前臂极度旋前。

如旋转移位发生于受伤当时，则必须在整复前后移位或侧方移位之后，再整复旋转移位（旋转移位见第十四章"肱骨髁上骨折并发肘内翻"）。满意的复位和有效的外固定后，即可鼓励患儿进行伸直握拳锻炼，肱骨髁上骨折经合理治疗在2周以后可以愈合，如X线照片证实已愈合，即可解除外固定，渐进地按主动肘关节屈伸进行锻炼，并用活络舒筋洗剂熏洗。必须强调主动锻炼，切忌外力牵拉！

第十四章　肱骨髁上骨折并发肘内翻

肘内翻是肱骨髁上骨折最常见的并发症，国人报道发生率为3.3%－79.2%，平均30%；国外报告5%－75%。

临床观察证明，肘内翻主要发生在尺偏型的肱骨髁上骨折，远折端存在着有持续内倾倾向是造成肘内翻的根本原因。

从生物力学原理上看，肱骨髁上骨折之后，骨折远端与前臂作为一个整体，受着前臂重力的剪力及力矩作用，使骨折远端存在内倾趋势。

有人认为肱骨髁上骨折之后，肱肌、肱二头肌、肱三头肌和肱桡肌静力收缩所产生的骨折断端间的相对运动，在三维坐标系上存在着相对运动的力偶，使骨折远端产生内倾、内旋运动。

由于骨折暴力的方向使尺侧皮质受挤压而塌陷，造成内侧的支撑差，致使骨折远端内倾。

当骨折远端向尺侧位移时，外侧骨膜因而断裂，骨折处则以近端内侧为支点，与完整的内侧骨膜共同形成"合页"样结构。骨折远端受重力下垂作用，在这个"合页"上产生内收活动，导致骨折远端内倾。

骨折远端之旋转与内倾有着密切的关系，复习肱骨髁上骨折并发肘内翻病例的X线照片发现，一般骨折远端都残留有不同程度的旋转移位。由于肱骨髁上部位骨质扁且薄，前倾约27°，骨折后，极易发生旋转。同时肱骨髁上部位横截面外侧约为内侧的1.4倍，当远端发生旋转移位时，内侧接触面则小于外侧接触面，由于重力作用和肌力牵拉也易于造成骨折远端内倾。但是，并非所有骨折远端旋转移位都会导致内倾，未出现骨折远端内倾而以旋转移位而愈合的肱骨髁上骨折，则造成肱骨的旋转畸形，如远端内旋，肘关节则内旋，并带动前臂旋前，因而旋后度数减少，使前臂部分旋后功能受限，同时还出现携带角减少之假象；如远端外旋，前臂功能受限则反之，出现携带角增大之假象。

低位之肱骨髁上骨折，因前臂屈肌群和肱二头肌收缩，使内侧骨骺受到挤压和刺戳，以致肱骨内外髁骨骺生长发育速度不均衡而造成肘内翻。这类肘内翻畸形出现于骨折5个月至数年之后。也有人认为骨骺损伤，其中只有部分显示生长紊乱，这是一种罕见的合并症，极少是携带角改变的原因。但笔者在临床中仍发现有这种"迟发性肘内翻"。

肱骨髁上部处于疏松骨和致密骨质交界处，前有冠状窝，后有鹰嘴窝，两窝间仅有一层极薄的骨片，承受荷载的能力较差。当外荷载增加时，肱骨髁上部各点的应力成比例增加，当F=1700N时，应力可达164N/mm^2，已接近成人骨骼的压缩强度极限。研究得出骨折端尺侧边缘的应力要比桡侧高出很多，肱骨髁上部尺侧应力比较集中，加之骨折时暴力方向作用造成尺侧骨皮质受到挤压而致塌陷嵌插使骨折远端尺倾而致肘内翻。

并发肘内翻的防治：

一、重视远折端旋转移位

肱骨髁上骨折从损伤机制来分可分为伸直型和屈曲型。伸直型占肱骨髁上骨折的95%，屈曲型仅为5%，而且屈曲型肱骨髁上骨折复位固定于伸直位，肘内翻易于观察发现，并能得到及时矫正。所以防治伸直型肱骨髁上骨折并发肘内翻应为重点。

肱骨髁上骨折并发肘内翻的重要原因是骨折远端内倾，而骨折远端旋转移位是导致内倾的重要原因，并且旋转移位占移位的肱骨髁上骨折的82.5%。纵使旋转移位未能造成远折端内倾，也会影响前臂的旋转功能和外观，因此，骨折远端之旋转移位不论从防治肘内翻并发症的角度，或从保护前臂的旋转功能和外观来看，都是值得重视的。

肱骨髁上骨折产生远折端旋转移位的机制，一是与受伤时的体位有关。暴力造成骨折后，伤者在跌倒过程中，躯干向一侧扭转倾斜带动伤侧肱骨近折端同时扭转，使骨折处产生一种扭转力，造成骨折远端发生旋转移位。若躯干向伤侧扭转跌倒，则带动伤侧上臂使肱骨近端随同躯干一起向外扭转，而相对地造成远折端向内旋转移位；若躯干向健侧扭转跌倒，则造成远折端向外旋转移位。二是肌肉之牵拉所致。肱骨髁上骨折之后，如本无旋转移位，但因伤后出于保护动作，将肘关节于半伸直、前臂旋前和腕下垂位置于胸前，或复位后将伤肢固定悬吊于这样的体位，此时前臂伸肌群紧张，牵拉外上髁，加上地心吸力，最后导致骨折远端向内旋转移位。此外，反复牵拉整复，或牵引力过大，因肌力的作用也可造成远折端旋转。

要矫正远折端的旋转移位，首先必须识别是旋外或是旋内，虽然询问受伤时的体位可供判断参考，但儿童多不能陈述准确，可靠程度不高。有一体征可以判定旋转方向：伤员仰卧，伤肢尽量伸直，若肘窝和掌心向前内方，则远折端旋内；若肘窝和掌心向前外方，则远折端旋外。此外，福建郑玉堂曾报道过肱骨髁上骨折旋转移位的X线诊断，颇为详细地叙述了多种旋转移位的X线表现，有一定的参考价值，兹整理如下（必须是标准投照X线照片）：

1. 正常肘关节正位X线征象（见图2-14-1）

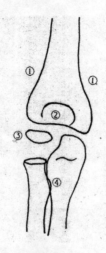

图2-14-1

①肱骨髁上两侧皮质呈鱼尾状，弯曲弧度对称。

②肱骨远端鹰嘴窝两侧皮质不可见，只表现出骨质疏松区。

③肱骨外髁骨骺偏于外侧。

④尺、桡骨近端稍有重叠。

2．肱骨髁上骨折有移位但无旋转移位的X线征象（见图2-14-2、图2-14-3）

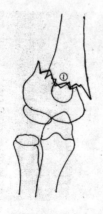

图2-14-2

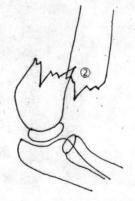

图2-14-3

①正位骨折远、近折端之横径相等。

②侧位骨折远、近折端之横径相等。

3. 肱骨髁上骨折有旋转移位的X线征象（见图2-14-4、图2-14-5）

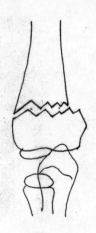
图2-14-4

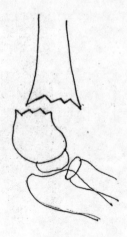
图2-14-5

正、侧位骨折远、近折端之横径均不相等。

如仅为一个投照位之骨折远、近折端之横径不等宽，而另一投照位却等宽者，则是投照时摆放体位造成之旋转移位。

4. 近折端相对内旋，即远折端外旋移位的X线征象（见图2-14-6）

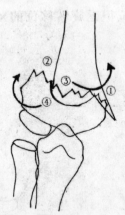
图2-14-6

①近折端内侧髁上皮质弧度加大。

②外侧髁上皮质变直。

③近折端相对内旋。

④即远折端外旋。

5. 远折端外旋移位的X线征象（见图2-14-7）

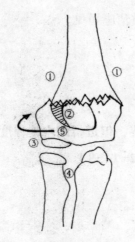

图2-14-7

①近折端髁上内、外侧皮质弧度对称。

②远折端鹰嘴窝外侧皮质清晰可见。

③外髁骨骺偏外。

④尺、桡骨近端分离。

⑤骨折远折端外旋。

6. 骨折近、远折端均外旋移位的X线征象（见图2-14-8）

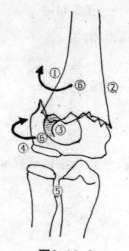

图2-14-8

①近折端髁上外侧皮质弧度增大。

②内侧皮质弧度变直。

③远折端鹰嘴窝外侧皮质清晰可见。

④外髁骨骺偏外。

⑤尺、桡骨近端分离。

⑥骨折近、远折端均外旋。

7. 骨折近、远折端均内旋，但近折端内旋程度甚于远折端，远折端仍相对外旋移位的X线征象（见图2-14-9）

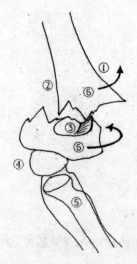

图2-14-9

①近折端髁上内侧皮质弧度增大。

②外侧皮质弧度变直。

③远折端鹰嘴窝内侧皮质清晰可见。

④外髁骨骺居中。

⑤尺、桡骨近端重叠。

⑥骨折近、远折端均内旋，但近折端内旋程度甚于远折端，故远折端仍相对外旋移位。

8. 骨折近折端相对外旋，即远折端内旋移位的X线征象（见图2-14-10）

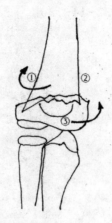

图2-14-10

①近折端髁上外侧皮质弧度加大。

②内侧皮质弧度变直。

③骨折近折端相对外旋，即远折端内旋移位。

9. 骨折远折端内旋移位的X线征象（见图2-14-11）

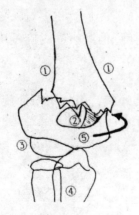

图2-14-11

①近折端髁上内、外侧皮质弧度对称。

②远折端鹰嘴窝内侧皮质清晰可见。

③外髁骨骺居中。

④尺、桡骨近端重叠。

⑤骨折远折端内旋移位。

10. 骨折近、远折端均内旋，但远折端内旋程度甚于近折端，远折端相对内旋移位的X线征象（见图2-14-12）

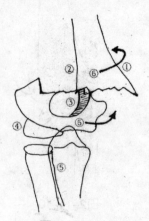

图2-14-12

①近折端髁上内侧皮质弧度加大。

②外侧皮质弧度变直。

③远折端鹰嘴窝内侧皮质清晰可见。

④外髁骨骺居中。

⑤尺、桡骨近端重叠。

⑥骨折近、远折端均内旋，但远折端内旋程度甚于近折端，故远折端相对内旋移位。

11. 骨折近、远折端均外旋，但远折端外旋程度次于近折端，故远折端相对内旋移位X线征象（见图2-14-13）

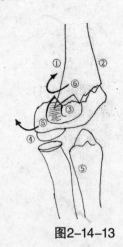

图2-14-13

①近折端髁上外侧皮质弧度加大。

②内侧皮质弧度变直。

③远折端鹰嘴窝外侧皮质清晰可见。

④外髁骨骺偏外。

⑤尺、桡骨分离。

⑥骨折近、远折端均外旋,但远折端外旋程度次于近折端,故远折端相对内旋移位。

二、肱骨髁上骨折旋转移位整复

旋转移位如果发生于受伤当时,则必须在整复前、后移位或侧方移位之后,再整复旋转移位。旋转移位有旋外、旋内之分,整复手法各异,固定方式也要按原始移位而定。

1. 旋外移位

整复手法(见图2-14-14)

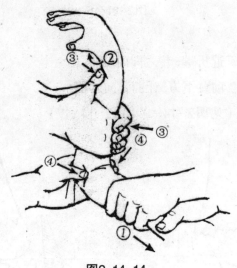

图2-14-14

①一助手把持上臂作对抗。

②另一助手则将前臂极度旋前,并屈曲肘关节于90°。

③其双拇指下压,其余指往反方向拉。

④术者以拇指抵于近折端内侧,另四指抵于远折端外侧,并向前内方推压。

当前臂旋前屈肘时，内侧完整的骨膜紧张，成为旋转的支点，远折端则产生一个向内旋转的作用力，术者将远折端向前内推压更有助于复位。

2. 旋内移位

（1）整复手法（见图2-14-15）

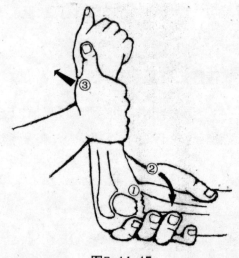

图2-14-15

①伤肢屈肘90°。

②术者一手握于近折端，将之向内旋转。

③另一手握伤肢前臂下方，让前臂向外摆。

（2）固定方式（见图2-14-16、图2-14-17）

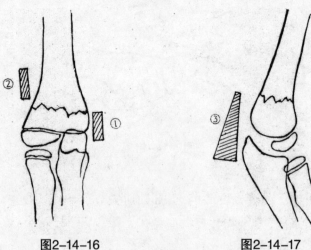

图2-14-16   图2-14-17

①于近折端外侧置一平垫。

②远折端内侧置一平垫。

③远折端后侧至尺骨鹰嘴窝置一斜形垫。

④屈肘90°（见图2-14-18）。

⑤前臂旋后。

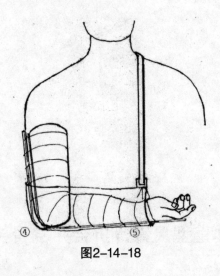

图2-14-18

三、有效纠正远折端向尺侧移位

远折端向尺侧移位，远折端在肱二头肌、肱三头肌的牵拉及肱肌、肱桡肌的静力收缩下使骨折断端产生相对运动造成和加重内倾。因此必须有效纠正远折端向尺侧移位。

四、前臂旋前深屈固定法（见第十三章"伸直型肱骨髁上骨折"）

肱骨髁上骨折固定时间为3周，固定的第一周和第二周要密切观察复位后的骨折端情况，一经发现再度移位，应及时矫正。如何在屈肘的情况下较准确地评估远折端内倾，笔者推荐Baumann角测量法：

Baumann角即在标准投照的X线照片上，肱骨干长轴与肱骨小头骨骺板之夹角，正常约75°（见图2-14-19），Baumann角增大提示远折端内倾。据测量观察，如伤侧Baumann角改变能保持在健侧的10°以内，其携物角的变化可大于5°。

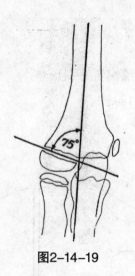

图2-14-19

（萧劲夫　张强）

第十五章　伸直型尺骨骨折合并桡骨头脱位的治疗

1814年Monteggia首先对尺骨骨折合并桡骨头脱位做了描述，故以后亦有以这个名字命名此骨折——脱位。

伸直型尺骨骨折合并桡骨头脱位可能是争论很多的骨折之一。在发病机制上有以下意见：（1）直接暴力打击尺骨背侧所致；（2）前臂强力旋前，同时轴向受压造成桡骨头脱位和尺骨骨折；（3）前臂于过伸位时，肱二头肌强力收缩造成桡骨头脱位，然后由于轴向压力导致尺骨骨折；（4）前臂同时随轴向压力，尺骨先骨折，然后桡骨头脱位。从实验观察，当桡骨、尺骨同时承受一个弯曲力矩时，尺骨先发生骨折，随之桡骨头脱位。笔者认为伸直型尺骨骨折合并桡骨头脱位的受伤机制是肘关节直伸撑地先致尺骨骨折，随之桡骨头因失去支撑而脱位。在治疗方法上，西医对于桡骨头脱位的处理是采取闭合复位还是手术复位等问题上也有好多年的争论，最后趋于一致意见的是，桡骨头脱位无手术必要，如尺骨内固定坚强，也无环状韧带重建的必要。英国著名骨科教授R. Watson-Jones在其《骨折与关节损伤》中这样形容尺骨骨折合并桡骨头脱位："很少有骨折——脱位治疗像它那样困难，也很少有骨折——脱位像它那样有许多合并症。"

中医治疗尺骨骨折合并桡骨头脱位是有优势的,有人统计以闭合复位、夹板固定的方法治疗的复查结果,优良率占86.9%。

尺骨骨折合并桡骨头脱位近代分为四型:

I型(即伸直型),约占60%。

Ⅱ型(即屈曲型),约占15%。

Ⅲ型(即内收型),约占20%,多见于幼儿。

Ⅳ型(桡骨头前脱位,桡骨上1/3骨折和尺骨任何水平的骨折),约占5%。

本文只介绍I型即伸直型尺骨骨折合并桡骨头脱位。

一、整复

由于伸直型尺骨骨折合并桡骨头脱位是先尺骨骨折而后桡骨头脱位,按逆原始移位方向复位的原则,应先整复桡骨头脱位,再整复尺骨骨折。整复时应屈曲肘关节,肘关节屈曲角度越大,桡骨头前脱位的力矩则越小,骨折端承受的轴向压力越大,骨折——脱位便越趋于稳定。并且肘关节屈曲可以缓解肱肌、肱二头肌对尺桡骨近端的牵拉,增强了肱三头肌的张力,而牵拉尺骨近端,并通过肱尺关节杠杆作用矫正向前成角。桡骨头复位后,尺骨远折端受骨间膜牵拉也得到缓解,至此,整个被破坏的前臂解剖结构重新建立起力学平衡。

随着前臂旋转功能认识的深化,对尺骨复位的要求更高,故整复尺骨必须达到理想要求的位置,否则将影响日后前臂旋转功能。

但是,在笔者看来,要保持尺骨复后的理想位置并不容易,我们虽然采纳了加长尺侧夹板超腕及肘关节,也曾采用屈曲固定肘关节等多种方法,可是尺骨折端常有不同程度的向桡侧成角或向后成角,这与小夹板对尺骨骨折固定不牢靠不无关系。笔者的治疗方案是:**先整复桡骨头脱位,再整复尺骨骨折,随之闭合髓内穿针内固定尺骨,然后夹板固定。**

(1)牵引(见图2-15-1)

①前臂中立位。

②肩外展90°。

③肘关节屈曲。

持续有效牵引3—5分钟。

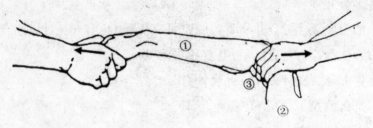

图2-15-1

（2）整复桡骨头脱位（见图2-15-2）

①术者拇指压住桡骨头，其余四指置于前臂上后方，以配合拇指用力。

②同时，持前臂的助手在牵引下加深肘关节屈曲。

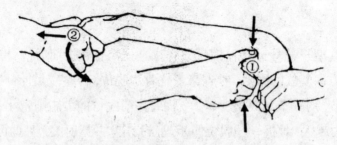

图2-15-2

（3）矫正尺骨向掌成角（见图2-15-3）

①桡骨头复位后，在持续原牵引下，术者双拇指分别抵住骨折远端、近端，其他四指握于前臂背侧。

②双拇指在其他四指的配合下，将尺骨向前臂背侧推压。

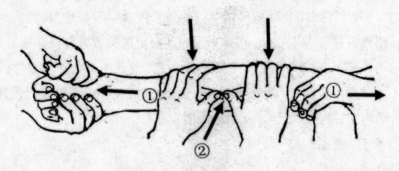

图2-15-3

（4）矫正尺骨向桡侧成角（见图2-15-4）

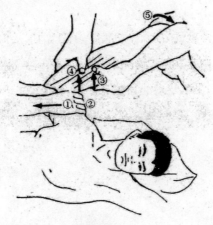

图2-15-4

①维持牵引。

②肩关节和上臂外旋、外展90°，此时，术者需捏住尺骨骨折处，以防再移位。

③肩和上臂外旋、外展完成后，术者一手捏住尺骨骨折处的间隙，将尺骨向内侧挤推。

④另一手捏住尺骨近折端，向内侧挤推。

⑤同时，持远端的助手用力牵引腕部向桡偏，使尺骨远折端向内侧复位。

二、固定

（1）尺骨髓内穿针（见图2-15-5）

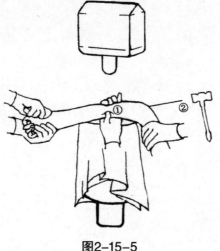

图2-15-5

选用适合髓腔的三棱针（一般4毫米或5毫米）。

①捏稳尺骨骨折处，防止再移位。

②无菌操作下，在鹰嘴上方做1厘米纵形切口，切开皮下组织和肱三头肌腱膜。在X线透视监视下，打入髓内针，针尖需超过骨折线6厘米以上，针尾弯曲置于皮下，缝合切口，以无菌纱布覆盖，10天后拆线。

（2）夹板放置（见图2-15-6）

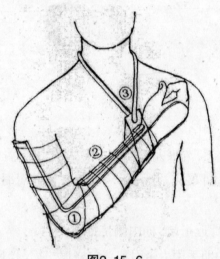

图2-15-6

①后侧板自腋下平面至掌指关节使肘关节保持于不影响血运的最大屈曲位。

②其他三板由肘关节水平至腕横纹。

③颈腕悬吊伤肢。

三、复位后处理

复位后即按伸握指法和展收指法锻炼，一周后行耸肩法锻炼，直至骨折愈合，拔除尺骨髓内针解除外固定后进行带动下肘关节屈伸锻炼，带动下肩肘关节法锻炼、主动肘关节屈伸和旋臂法锻炼。

第十六章　前臂双骨折

前臂双骨折是一种治疗难度很大的骨折,有称"骨折之王"。多数西医认为,保守治疗成人前臂骨折充满了困难,其结果并不理想,因此,对成人前臂骨折的治疗应持积极手术态度。

中医对前臂骨折的认识,有记载者,可追溯到公元9世纪,蔺道人在其《仙授理伤续断秘方》中已提出拔伸牵引复位,夹板固定、屈肘悬吊胸前的治疗方案。至明代(公元1406年),朱橚等编的《普济方》记述了类似拔伸牵引和分骨手法整复前臂双骨折,此后不少古代医家相继积累了丰富的治疗经验。

应该明确,旋转是前臂功能,骨折之后,旋转亦是主要的移位,故旋转移位是前臂骨折的主要矛盾。不同平面的骨折,两个骨折端因受旋转肌的牵拉而处于不同旋转方位,整复时必须使两个骨折端置于相同旋转方位上始有可能复位。在判明旋转移位上,1963年北京积水潭医院采用肘关节的X线照片侧位片和腕关节的正侧位片上的桡骨结节和尺骨茎突的形态,下尺桡关节的形态不同来判断尺桡骨折所处的旋转方位(见图2-16-1)

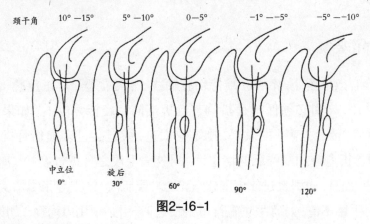

图2-16-1

北京积水潭医院通过新鲜尸体实验制定了治疗前臂双骨折几个整复标准:

第二篇　临证见解

①桡骨近端的旋后畸形桡骨端颈干角不得大于30°。

②尺骨远端的旋转畸形不得大于10°。

③尺桡骨的成角畸形不得大于10°。

④桡骨的旋后弓及旋前弓应恢复（见图2-16-2）。

整复后如低于以上指标，则可导致伤肢功能障碍。整复前臂双骨折的时机越早越好，最晚不得超过两周。

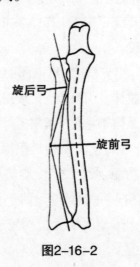

旋后弓

旋前弓

图2-16-2

一、整复

1. 操作要领

（1）有效麻醉下，牵引有维持伤肢轴线、整复摇摆、矫正重叠、旋转和加大成角作用，牵引必须保持远折端与近折端同一旋转方位上。如果重叠已矫正，达到了"欲合先离"的效果，则不应太过，太过会过多损伤骨折周围软组织，影响骨折愈合和复位后的稳定性。对桡骨上段之骨折过度的"离"还导致折端旋转。而且，牵引太过使周围软组织合页或肌肉、韧带等张力增大而绷紧，致整复时手感不清，妨碍手法施行。因此拔伸牵引必须用力均衡，力度合适。

（2）整复前臂双骨折病人取仰卧位，肩外展70°，屈90°。持远端的助手以双手大小鱼际分别紧握第一、第五掌骨基底部。

（3）如桡骨骨折在1/3者，远端采取略旋后位，即手掌与地面呈45°角倾斜。桡骨骨折在中1/3者，远端取中立位。桡骨骨折在下1/3者，远端取旋前位。

（4）持近端的助手应握持肱骨之内外髁。

（5）整复以桡骨为先，整复桡骨侧位很重要。因为桡骨恢复了长度，即起支撑作用，尺骨则易于复位，桡骨侧位整复成功，旋前圆肌、旋前方肌和旋后肌、肱二头肌作用于骨折端的力偶重新得以恢复平衡，骨折处因而相对稳定。

2. 整复手法（见图2-16-3、图2-16-4、图2-16-5）

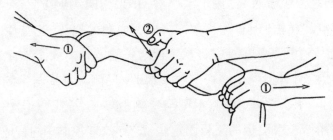

图2-16-3

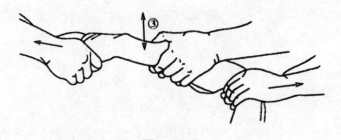

图2-16-4

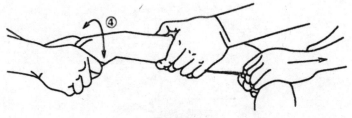

图2-16-5

①按照上述整复操作要领，在助手的默契配合下连贯地施行。

②术者紧捏桡骨远、近折端之骨间进行挤推分骨，整复侧方移位。

③提按整复前后移位。

④此刻，持远端的助手将前臂做旋前30°至旋后60°的旋转，并轻轻地内外摇摆。

肌肉丰厚或局部肿胀明显者，重叠不易矫正，可考虑用反折法。反折时如双骨折在同一平面时，同时整复双骨，不同平面则以桡骨为先。

二、固定方法

前臂骨折之复位要求高，固定也严格。多采用四块夹板固定，为了维持旋转弓，常用三点加压法，但有些病例却有向背成角的趋势，究其原因是掌侧板太短，而背侧板过长所致。故应将掌侧板增长由肱骨内髁至掌骨之基底部，而背侧板则由肱骨外上髁至桡尺下关节水平。尺侧板亦应与掌侧板等长，并与掌侧板于同一水平放置，桡侧板则与背侧板等长，放置于同一水平（见图2-16-6）。使用增长掌侧板的夹板固定法，既有效地控制了向背成角，还能保持前臂的中立位，限制前臂旋前和腕下垂，且可避免腕管受压。

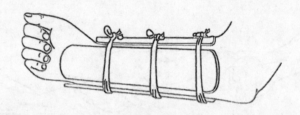

图2-16-6

夹板放置完毕，可再加置旋中板，以更有效保持前臂中立位（见图2-16-7）。

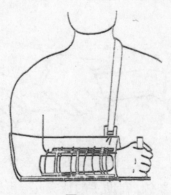

图2-16-7

压垫的放置仍按常规方法,据骨折移位的方向而酌情安放,分骨垫有重要的作用,但必须注意压迫性溃疡的发生,主要是要掌握缚带的松紧。

三、功能锻炼

前臂双骨折愈合后,如旋前或旋后受限超过45°不能再改善时,患者的生活和工作将受到严重影响,因此,前臂骨折旋转功能之恢复是主要矛盾,腕关节和肘关节功能也是重要的,这些功能的恢复都为了手的功能发挥。

整复完毕,麻醉消退之后,即应进行伸握指法与展收指法锻炼。

整复后4周,骨痂已开始形成,可保证前臂中立位,进行耸肩法锻炼,以后酌情行带动下关节屈伸法等锻炼。

骨折临床愈合,外固定解除后,即进行主动肘关节屈伸法锻炼、旋臂法锻炼,并配合熏洗。

四、关于"分骨"

通过对前臂骨间膜的研究发现,前臂骨折后旋转移位使尺桡骨之间的对应关系被破坏,而相互靠拢,骨间膜失去了生理性张力,骨折端极为不稳。

"分骨"是按照骨折平面旋转肌对骨折端的牵拉影响的规律,在相应的前臂旋转位置施行拔伸牵引的前提下,于骨折处之骨间隙施行挤推手法,使尺桡骨的正常间隙和骨间膜的生理张力得到恢复,并利用骨间膜对尺桡骨骨间距离的限制作用,使尺桡骨的两个骨折端距离相等、并列,此时,尺桡骨间嵴被牵动而相互对峙,骨折的远、近端自动旋转至中立位,旋转移位矫正,两骨也一并复位。

第十七章 伸直型桡骨远端骨折的治疗

伸直型桡骨远端骨折常称"科累氏骨折",源由是外国有Abraham Colles者于1814年描写了这种在腕关节附近的最常见的骨折。其实远在1406年,我国明代朱橚等编的《普济方·折伤门》中已记载了伸直型桡骨远端骨折向掌成角的特点和运用揣捏拽伸手法复位，超腕关节外固定等治疗方法，比Colles早了400多年，虽然1783年外国Pauteau也曾论及这种骨折，但仍在朱橚之后370多年。我国在更早的元代，危亦林已在他1337年编成的《世医得效方》中描述包括桡骨远端骨折的"手掌根出臼"，并指出"只用手拽，断难入窠"，意思是单纯牵引，不易复位，而主张以揣提按捺手法反方向复位。

伸直型桡骨远端骨折因骨折端向掌侧成角而形成餐叉样畸形为其典型证候。其他骨折移位包括：

(1) 桡骨远折端向背侧移位；

(2) 桡骨远折端向桡侧移位；

(3) 骨折处向掌成角，背侧骨质嵌入或粉碎骨折，而使桡骨缩短；

(4) 桡骨远折端因肱桡肌的牵拉而旋后；

(5) 常见合并尺骨茎突骨折且有分离，甚或向桡侧移位。

伸直型桡骨远端骨折的分类可谓多种多样。在国外，1938年Tayler等按是否存在下尺桡关节及纤维软骨盘损伤而分为两大组，有纤维软骨盘损伤者又按是否粉碎性骨折进一步细分。1939年Nissen-Lie根据骨折是否涉及关节面、关节损伤程度、移位方向及程度分为五组：无移位裂纹骨折；关节外骨折，骨折向背侧桡侧移位；粉碎性骨折，一或数个骨折线通过关节面；骨折有错位，桡骨茎突骨折；骨折向掌侧移位。1951年Gartland和Werley根据关节面损伤情况将其分为三类。1955年R. Watson-Jones则分为桡骨远端向后外和粉碎性两类。1959年Lidstron根据骨折移位方向、程度、关节受累情况和粉碎程度则将其分为三类。Frykman的分类很是细致，共分为八类：关节外骨折，无尺骨远端骨折；关节外骨折，合并尺骨远端骨折；关节内骨折波及桡腕关节，但无尺骨远端骨折；关节内骨折波及桡腕关节，合并尺骨远端骨折；关节内骨折波及下尺桡关节，但无尺骨远端骨折；关节内骨折波及下尺桡关节，合并尺骨远端骨折；关节内骨折波及桡腕关节和下尺桡关节，但无尺骨远端骨折；关节内骨折波及桡腕关节和下尺桡关节，合并尺骨远端骨折。在国内，尚天裕等按骨折移位和关节面受波及的情况，分为五种类型：第一型是骨折断端向掌侧成角，骨折线未进入关节内；第二型是骨折断端向掌侧成角，骨折线已进入关节内，但关节面未粉碎；第三型是骨折远段向背侧移位，骨折线未进入关节内；第四型是骨折远段向背侧移位，骨折线已进入关节内，但关节面未粉碎；第五型是骨折完全移位，关节面已粉碎。

细致的分类，无疑对治疗、预后等都有意义。而骨折远端是否粉碎，粉碎有无移位，有无波及桡腕关节及下尺桡关节，关节损伤程度是治疗伸直型桡骨远端骨折的关键，预后优劣的关键。

不容忽略的是，下尺桡关节半脱位。下尺桡关节在桡骨远端骨折之后因周围的肿胀和其他明显的畸形的影响，而不易发现尺骨茎突向掌侧下陷，如果出现严重的骨折远端向桡、背侧移位者，或老年病人有尺骨茎突骨折者，均应警惕有下尺桡关节半脱位的可能。此外，桡骨远端骨折时，腕部的三角软骨盘损伤可遗留长时间的腕部尺侧疼痛或无力。三角软骨盘损伤常发生于桡腕关节受波及，或下尺桡关节分离，但无尺骨茎突骨折者。

治疗新鲜的伸直型桡骨远端骨折，中西医都认为以闭合整复为好。R.Watson-Jones还认为："经恰当的治疗后，不应该看出来那一个腕部曾有过骨折。"在国外，Werley等报告60例Colles骨折采用闭合复位，石膏外固定治疗，有60%发生再错位，回复到原始畸形，因此，他们采用了复杂的治疗方法，诸如横行穿针加石膏固定，穿针加外固支架，闭合复位Rush针内固定乃至切开复位。

笔者认为，伸直型桡骨远端骨折中的粉碎性并严重损伤腕关节的不稳定性骨折，治疗上是较困难的，因为在整复时要达到理想的位置比较困难；复位后维持良好的骨折位置也是困难的。造成复位后再错位，固然与固定有关，但骨折本身的不稳定性也是重要原因，由于手法不当加重了骨折端的损伤，而加重了骨折的不稳是一个要重视的医源性原因。手法整复必须达到良好的复位目的，但要尽量减少骨折端和骨折周围软组织损伤。

桡骨远端骨折是松质骨骨折，整复过程中的挤压、撬拨均会加重骨折端及其周围的损伤，影响骨折复位后的稳定性，导致再次错位。不少医生常采用稍事牵拽随即掌屈尺偏的手法整复骨折，对骨折远端骨块完整且桡偏又不甚者或许可用，如远折端为粉碎性者，或桡偏严重者则不合适，因为牵拽不充分，在骨折端未能牵开的情况下，强行掌屈尺偏会使松质骨的骨折端（特别是粉碎的骨折端）互相挤压、撬拨而导致游离骨片掀起、近折端劈裂、远折端挤瘪或远折端旋前移位。况且在下尺桡关节的抵挡下企图以尺偏纠正严重的远折端桡偏亦是不可能的。另外，使用这种手法还可能矫枉过正，将伸直型骨折变成屈曲型骨折。

一、整复

伸直型桡骨远端骨折的整复, 笔者采用以下方法进行 (在臂丛麻下):

(1) 牵引矫正嵌插 (见图2-17-1)

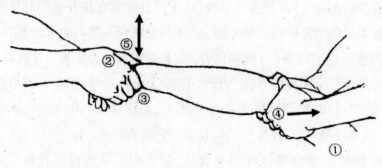

图2-17-1

①病人取仰卧位, 肩外展90°。

②术者双手之大鱼际近拇指掌关节部分抵在远折端背侧。

③食指和其他各指紧扣近折端。

④助手握伤肢肘上之肱骨内外髁部, 做对抗牵引。

⑤术者以抵在远折端之大鱼际近拇指掌指关节部分与扣于近折端的食指等互相配合上下摇摆, 以解脱嵌插。

(注意, 摇摆必须在有效牵引下进行, 摇摆幅度要由小而大, 否则仍难免造成劈裂、撬起等不良后果。摇摆直至出现骨擦感 (音), 证实嵌插的骨折端已解脱, 才算达到了"欲合先离"矫正了嵌插的目的。)

嵌插既已矫正, 随之纠正旋后移位。

(2) 矫正旋后 (见图2-17-2)

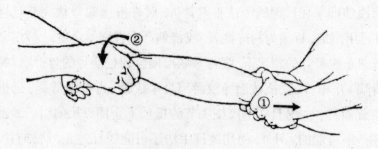

图2-17-2

①助手将前臂把持在固定的轴线下。

②术者将近折端旋前。

（3）矫正桡偏（见图2-17-3）

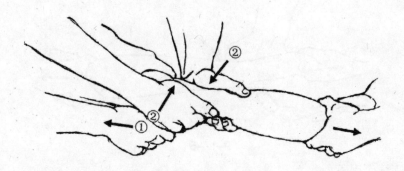

图2-17-3

①增加一名助手紧扣伤手大小鱼际，并将伤肢前臂维持在旋前位做持续牵引。

②术者站在伤肢外下方，一手之大鱼际抵于伤肢尺侧相当于桡骨近折端平面，另一手则抵于桡骨远折端，形成剪力将远折端向尺侧推挤。此法矫正桡偏由于尺骨的阻挡而无矫枉过正之虑，却常常矫正得不够。

（4）矫正成角（远折端向背）（见图2-17-4）

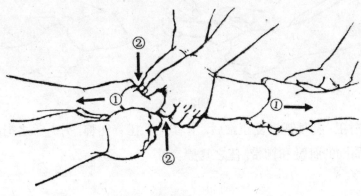

图2-17-4

①在两个助手的持续牵引下。

②术者两拇指并列抵于远折端之背侧，向掌侧挤按下，抵于近折端掌侧的食指等则同时向背侧提起。

按下同时,持手部的助手在保持患肢体位前提下做掌屈牵引。

（5）矫正下尺桡关节半脱位（见图2-17-5）

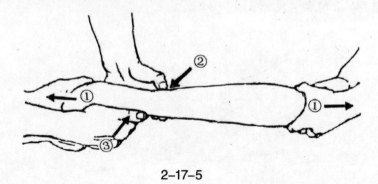

2-17-5

①持续牵引下。

②术者拇指抵于尺骨茎突,在抵于背侧其他指的配合下将尺骨头向背侧挤推。

③同时,术者的另一手抵于桡侧之远折端与尺侧之后相互挤压。

（6）理筋（见图2-17-6）

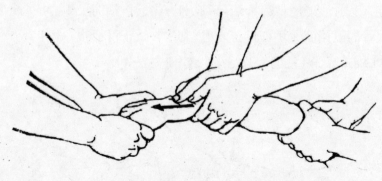

图2-17-6

移位矫正、腕外观恢复正常后,术者一手托着伤腕,另一手之拇指揉按骨折处及其周围的肌腱和韧带,使之复原。

二、固定

掌屈尺偏位是石膏固定常采用的位置,但应注意到伸直型桡骨远端骨折后腕管压增高的情况。腕管压力增高可因骨折周围出血、水肿所致;也因为经整复术后,血肿麻醉而进一步增加血肿容量造成;还有一个值得注意的原因就是腕关节掌屈而压力升高，腕管受压。有人对13例伸直型桡骨远端骨折的病人做过试验：骨折组腕管基础压为4.8±2.1千帕（36.4±16.1毫米汞柱），对照组为0.71±0.5千帕（5.5±3.5毫米汞柱），骨折组每增加一度掌屈，腕管压力增加0.1千帕（0.8毫米汞柱）。为了避免因掌屈导致腕管压力升高，有人主张对伸直型桡骨远端骨折采用伸腕，中度尺偏和前臂中立位固定。但是如果是不稳定的粉碎性骨折则极易再度错位，因此，又有人指出，应固定于掌屈尺偏位10—14天，待骨折端出现纤维粘连后，再列换中立位。这是石膏固定的一种变通做法。

　　笔者对伸直型桡骨远端骨折的夹板固定方法是：背侧板超腕关节，如为不稳定的粉碎性骨折，则固定腕关节于掌屈10°。掌侧板放置在平骨折线后，其上端至前臂中下段，尺侧板与掌侧板等长，放置于平尺骨茎突位置。背、桡侧板等长，自前臂中下段至桡骨茎突，掌、背侧板之宽度以略窄于前臂宽度为宜，桡、尺侧宽2—3厘米。掌侧压垫要准确置于骨折线之近端，以免腕管受压（见图2-17-7）。

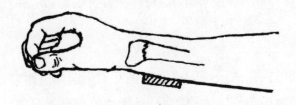

图2-17-7

　　背侧压垫只置于桡骨远端并绕至桡骨远端外侧防止远折端旋后及桡偏，并避免尺骨小头受压（见图2-17-8）。

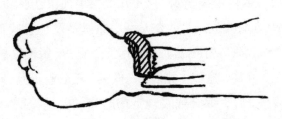

图2-17-8

　　固定妥当后，将伤肢屈肘90°，颈腕悬吊于旋后位，以松弛肱桡肌，避免因牵拉远折端旋后而造成再移位（见图2-17-9）。

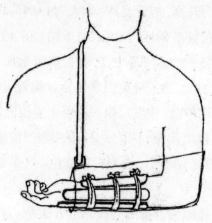

图2-17-9

　　整复后固定的3天内是肿胀高峰期，需注意缚带的调整，不致过紧而影响伤肢血运，或病人因耐不住肿胀而自行松解缚带使外固定失去作用。2周后可松开夹板做一次皮肤清洁，再重新包扎，但必须在有2名助手做远、近端牵引之下进行。

　　非粉碎性骨折固定4周便可解除，粉碎性骨折则需固定5周或更长时间。

三、功能锻炼

　　伸握指法和展收指法锻炼应贯穿于整复后至解除外固定之始终，这不但能保证指关节和掌指关节的活动功能，还能伸缩前臂的肌肉而减少腕关节的僵硬。

　　要注意伤肢之肩关节活动，整复之后就要做耸肩法锻炼，但要在保持伤肢前臂旋后的情况下，同时宜做90°以内的关节活动，2周后运动量则要加大。

　　固定期内的功能锻炼至关重要，这不仅是为了加快伤肢功能恢复，还可避免因不积极活动所造成的极其严重的后果，那就是反射性交感性骨萎缩（亦称创伤性骨萎缩、Sudeck's骨萎缩）和肩手综合征。反射性交感性骨萎缩有时发病突然，其特点是疼痛，腕和手指肿胀、僵硬，皮肤红而变薄，X线照片显示骨普遍性脱钙、疏松。肩手综合征表现为伤肢指、腕、肘及肩等广泛的关节僵硬。以上两者的治疗均很困难。

　　固定解除即行腕关节屈曲及背伸锻炼。

四、关于血肿麻醉

前面已提到，伸直型桡骨远端骨折使腕管压升高的原因之一是进一步增加骨折血肿的容量，血肿麻醉无疑就增加了血肿的容量。有人曾在骨血肿内注入10毫升的麻药，结果腕管的压力升高2.3±1千帕（9.5±17.4毫米汞柱），且基础压高者，局麻后压力增高之幅度亦大，成正相关系，故此，在选择伸直型桡骨远端骨折之麻醉、血肿麻醉并非理想之麻醉方式。

第十八章　锤状指

锤状指是远侧指间关节处伸指结构损伤引起的一种常见的畸形。如治疗不当，伤指末节不但活动受限和疼痛，还会形成永久性锤状指，畸形继续发展，因伸肌腱自末节指骨撕脱，伸指肌腱止点回缩而伸指肌腱中央束张力加强，造成近端指间关节过伸畸形，从而导致整只手指功能受累。

手术治疗锤状指的报道已不少。有开放复位，根据骨折片的大小，分别以细钢针固定、丝线缝合、钢丝固定、切除过小的骨折片将伸肌腱止点固定于末节指骨的背侧。有经皮穿针术，包括远侧指间关节经皮穿针、远侧近侧指间关节穿针和远、近侧关节同时穿针。也有一些富于想象的半侵入性技术的应用，如在手指背侧作丝线缝合，保持关节的过伸位，以及远侧指间关节经皮穿针并配合橡皮手。也有人主张远侧指间关节融合甚至截指，这大概是最极端的治疗方法了。但是，又有人主张锤状指不必治疗，成了治疗中的另一极端。

锤状指可因末节指骨基底背侧撕脱性骨折所致，称为骨折性锤状指（见图2-18-1）。

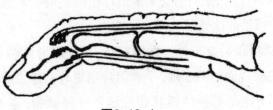

图2-18-1

因伸指肌腱于止点附近撕脱所致,称为腱源性锤状指(见图2-18-2)。

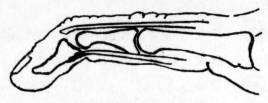

图2-18-2

值得注意的是这些骨折类型,可能伴有近侧指间关节过伸现象,此现象之发生与骨折片的移位并无关系,而可能与韧带松弛程度有关(见图2-18-3)。

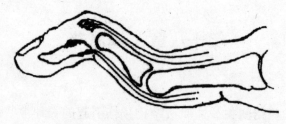

图2-18-3

骨折片大于指间关节面1/3者,则常伴有关节脱位,最大的骨折片可大于指间关节后的2/3。

骨折性锤状指,可有如下几种不同类型:

骨折,不伴有远侧指间关节半脱位;

骨折,伴有远侧指间关节半脱位;

骨骺及骨干损伤。

不少西医对锤状指的手术治疗有不同的看法。如Wehbe MA等在《骨折性锤状指》一文中断言:"手术治疗锤状指是有难度的,常常遇到困难,与保守治疗比无任何优点。"Patel. MR等在1986年也报道过他们采用非手术治疗方法治疗慢性腱源性锤状指的优良结果,他们还叙述了有两例除去夹板后一周锤状指畸形复发,再次以夹板固定8周后,结果仍优。Patel. MR等认为采用非手术治疗优于手术治疗,在他们的非手术治疗组的病例中无患指屈曲受限现象,而手术病例组中可见屈曲受限。

腱源性锤状指预后差于骨折性锤状指,因为腱源性锤状指之肌腱断端在愈合过程中容易松弛而影响疗效,手术治疗则更有粘连之虑。

可以认为,不论是骨折性锤状指或腱源性锤状指,也不论是哪一种类型的骨折性锤状指,都可以采用闭合治疗的方法而取得不逊于手术治疗的效果,且较手术治疗更为安全可靠。

闭合治疗之目的是使骨折远折端(或伸指肌腱撕脱远端)尽量靠近近端的撕脱骨片(或肌腱),将远侧指间关节过伸于5°。

笔者采用指套固定法治疗。

指套制作(见图2-18-4):

材料:高分子树脂板(二层)或聚酯纤维夹板(二层)。

方法:以适度水温的热水浸软。

①按虚线裁剪;

②塑形;

③包缠中间指节;

④将远侧指关节过伸于5°,注意确保背侧皮肤无不适或苍白。

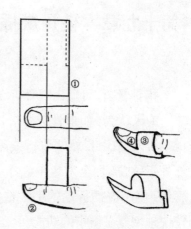

图2-18-4

近侧指间关节伴有过伸者固定法(见图2-18-5):

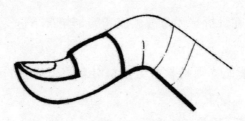

图2-18-5

将近侧指间关节固定在屈曲30°—35°位置2~3周,然后保持指套固定。

指套固定持续6周。拆除固定后,第二周前伤指只允许做主动屈伸,不能被动屈伸,否则可能再次造成锤状指。

如骨折累及关节面1/3以上或关节半脱位者,固定时间应短些,因为固定过久会影响关节功能。

有人统计,使用闭合外固定治疗锤状指,有一半关节在X线照片可见退行性关节改变,但对关节功能无明显影响,这是他们随访了4年的结论。类似这种退行性关节改变,手术治疗也同样出现。

病人首次治疗后持续4周以上者,属慢性。慢性腱源性锤状指同样可采用指套固定法治疗,但需持续固定10周,然后改在夜间固定3周。13周后完全解除固定,进行主动的指关节功能锻炼。

第十九章　使用嵌插手法治疗骨折端分离的指骨骨折

指骨骨折,可能出现骨折端分离,导致骨折不愈合而影响功能。

有人认为,如果骨折在指骨体部,并且骨折端分离较大,应整复骨折,并从指端打入克氏针,横贯骨折线固定,还强调,在拇指发生骨折,拇指末节指骨体部骨折移位时,会发生不愈合,尤其有必要这样做。笔者对指骨骨折端分离的病例,使用嵌插折端的手法整复,获得了牢固的折端接触,缩短了愈合时间,较快地恢复了伤指的功能。

一、嵌插手法

——此手法需在骨折端无重叠和成角畸形情况下进行,如有上述畸形,要先行矫正,始可施行。

——整复时,要始终保持挤推方向是沿着该节指骨的纵轴,否则因成角力而加重软组织损伤。

——开放性骨折,在伤口处理后可以施行手法,应注意无菌操作。

——整复最好能在X线透视下进行,挤推至两骨折端已相互嵌插,放松挤推后不再分离为度。

——使用此手法整复的骨折,伤指在愈合后会因骨体嵌插而缩短。

在指部神经阻滞麻醉下进行整复。

1. 末节指骨骨折(见图2-19-1)

①术者一手的拇指抵住伤指的指端,沿该指骨的纵轴方向挤推。

②这时,术者的食指抵住伤指掌侧的相应位置,辅助拇指,并保持用力方向的稳定。

③术者的另一手的拇指和食指,则把持近折端的关节以固定之,并使这个关节处于适当的屈曲,稳定地、有效地作对抗挤推。

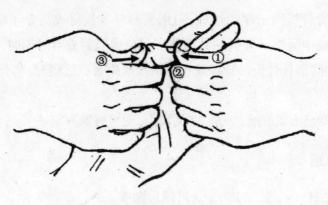

图2-19-1

2. 近端指骨或中间指骨骨折（见图2-19-2）

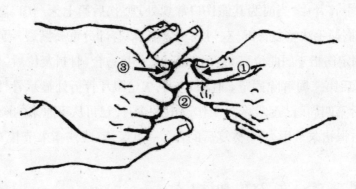

图2-19-2

①术者一手的拇指抵住伤指远折端的关节,使之屈曲,沿该节指骨的纵轴方向挤推。

②这时,术者的食指抵住伤指掌侧的相应位置,辅助拇指,并保持用力方向的稳定。

③术者的另一手的拇指和食指,则把持近端以固定之,并稳定地、有效地作对抗挤推。

二、固定

可按指骨骨折固定常规处理,可用聚酯纤维板材或高分子树脂板。如近端指骨骨折或中间指骨骨折的骨折处在屈指浅肌附着点远侧时,将伤指固定于屈曲位,中间指骨骨折的骨折处在屈指浅肌附着点近侧时,将伤指固定于伸直位。

如骨折端已形成嵌插,一般在3周以内,便可解除固定。

三、病例介绍

病例一:林××,男,34岁,××机械厂画线工人。

被运行的电扇叶击中右拇指末节,在外院做急诊处理,3天后转来门诊。

诊时检查,右拇指末节中段的背侧有一约3厘米的横行伤口,已缝合,无感染,但该指末节异常活动明显,X光照片显示为右拇指末节中段骨折,折端分离,并有小碎骨片。当时为其做伤口常规处理,伤后第七天,伤口愈合,伤后第十天,用嵌插手法整复骨折,获得成功,因伤口有部分重新撕裂,乃将伤口按常规包扎固定伤指于屈曲位,整复后第五天,伤口愈合。骨折复位后,位置保持牢固。整复后第三周解除固定。追踪7个月,X光照片骨折处显示骨性愈合,伤员于整复后第四周,已逐步恢复工作,伤后3个月,已可从事原来的画线工种(此工种需右拇指末节用力)。整复后的骨位一直保持,唯伤指末节较对侧短约0.2厘米。

病例二:李×,女,28岁,搬运工人。

搬运操作时,不慎被重物压中左食指第二节,当即皮开肉绽,来急诊处理。

诊时检查,左食指中间指骨中段的背侧有一横行伤口约1厘米×0.5厘米,伤口裂开处有皮下组织等膨出、渗血,伤指中间指骨畸形及异常活动严重。X光照片显示左食指中间指骨中段粉碎骨折,有少许骨质缺如,除远折端有一孤立的尖骨峰与近折端有接触外,折端无其他接触并向掌成角。当即为伤员清创,先行矫正骨折成角,再使用嵌插手法整复,然后将背侧伤口缝合两针,固定伤指于掌屈位,并作抗感染治疗。一周后伤口愈合拆线,19天后解除固定。追踪4月,整复后的骨位一直保持。

第二十章　胸腰段屈曲压缩型骨折治疗

脊柱骨折乃常见创伤，有人统计占全身骨折总数的4.3%，而60%－70%发生于胸12－腰2，且以胸12－腰1居多，其中因成角再暴力使脊柱骤然过度前屈而导致屈曲压缩骨折者又占脊柱骨折的72.2%。

脊柱骨折后的稳定或不稳定的定义，虽然目前尚未定论，但大多认为应包括动态荷载对脊柱的影响和长期作用后脊柱是否出现畸形的内容。

稳定性胸腰段屈曲压缩型骨折，是指椎体压缩性骨折仅为前柱结构（前纵韧带、椎体和椎间盘的2/3）损伤，而中柱结构（椎体、椎间盘后1/3和后纵韧带）及后柱结构（背侧椎间关节、椎弓、椎板、棘间韧带、棘上韧带和黄韧带）均保持完整，这样的骨折脊柱无异常前屈，前柱压缩不大于40%或脊柱后凸畸形小30°，无骨块或椎间盘向后凸入椎管，也无椎脊半脱位。

X线照片可确定脊柱骨折的部位、骨折类型和椎体有无脱位。正位片应注意椎体是否脱位和冠状面成角畸形，如椎弓根间距离增宽等提示中柱损伤；侧位片应注意矢状面曲度的维持、椎体高度、椎间隙宽度、小关节的连续性、棘突间距离、椎板——椎弓根及根弓根——椎体连接处的连续性、与邻近关节的成角。

CT检查有助于判断椎管的完整性、椎体后壁的完整性、椎管内是否有椎间盘或骨折骨块占位，硬膜外和蛛网膜下腔血肿的存在以及软组织损伤程度。

MRI检查有助于判断椎管内骨块与脊髓的关系，可显示椎间盘向后或椎体的凸入及脊髓的损伤，并可准确判断脊髓圆锥位置和潜在的韧带损伤。

有的西医医生认为脊柱畸形和症状间无相关性。但也有认为脊柱畸形与临床症状间有相关性，他们发现当后凸畸形大于30°时，在随访期可出现明显的腰背痛，也有资料提示解剖复位时保持长期的治疗效果十分重要。

临床中，笔者接诊过不少腰椎压缩性骨折因未能得到理想复位，而明显下腰痛者，因此笔者认为被压缩的椎体，破坏了正常脊柱解剖关系，椎体畸形造成脊柱代偿畸形，代偿性劳损，以致下腰痛。

对于稳定性胸腰段屈曲压缩性骨折的治疗目的是稳定脊柱，重建生理前凸，尽量保证运动节段，笔者的治疗方案是：

1. 预防和治疗腹胀

由于骨折范围的腹膜后血肿形成，刺激交感神经引起肠蠕动减弱而致腹胀，病人厌食，大便不通，甚或尿潴留，在这种情况下，如再进饮食，势必加剧腹胀，病人更感痛苦。因此，采取让患者禁食两天措施，以静脉输液来补充营养和热量，同时，还需清除消化道内的积气和粪便，而以大黄20—30克，浸泡在水温80℃的500毫升水中，待水温降至38℃以下后，给予保留灌肠，每日1—2次，并配合电针治疗，取穴：足三里（双）、中脘、内关（双）。

腹胀轻减或消除后，病人痛苦随之减轻，为伤后第三天进行伤椎复位创造了条件。

2. 快速复位

伤者仰卧，以结实的布单兜于胸腰椎交界处，然后通过提起布单使病人徐徐上升而离开床面约60厘米（布单兜着处）约1—2分钟后，病人腹肌松弛，躯干达到最大背伸，伤椎即可复位。笔者设计一种螺杆卷扬装置，代替人力进行整复，装置平稳地将伤者上升，最后背伸复位（见图2-20-1）。

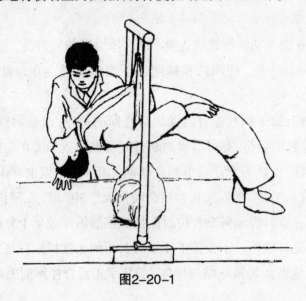

图2-20-1

3. 伤椎下垫枕

在元代（公元1368年），太医院回回医编《回回药方》已记述了腰背垫枕法治疗腰椎骨折。在伤椎下垫枕主要是维持腰背伸体位，以保持复位后椎体位置。垫枕必须稳定在伤椎部位，达到7厘米以上高度（指躯干压在垫枕上的高度）（见图2-20-2），复位后第一、二天伤者可能不适应垫枕，而将垫枕挪至臀部，以致影响疗效，这时必须加强巡视和做好解释工作。垫枕应由具有良好透气性并柔软而有一定支撑力的材料制作，如高密度人造海绵等。

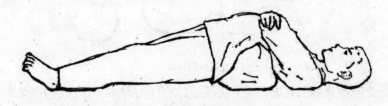

图2-20-2

4. 练功

练功原则是，尽早开始、坚持不懈、循序渐进。

具体方法分述如下：

五点支重：要求复位后第一天开始。锻炼要领：颈尽量后伸，头顶着床面，双肘撑稳，双膝屈曲，双足支撑，双手托腰，一并用力，使腰部尽量背伸（见图2-20-3）。

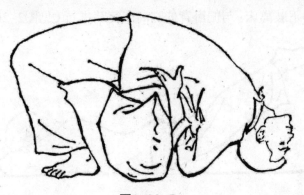

图2-20-3

三点支重: 要求复位后第二周开始。锻炼要领: 双足与头之间距离尽量缩小, 依靠头及双足的支撑, 使臀背部离床, 达到较五点支重更大的腰背伸 (见图2-20-4)。

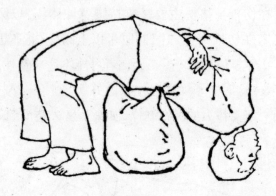

图2-20-4

俯卧背伸胸离床: 要求在复位后第六周开始, 依靠经过数周锻炼的腰背肌的力量用力背伸, 使胸部离床 (见图2-20-5)。

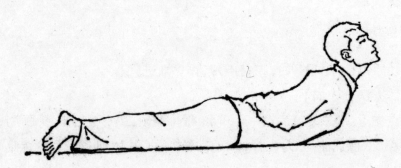

图2-20-5

俯卧背伸下肢离床: 与俯卧背伸胸离床交替进行 (见图2-20-6)。

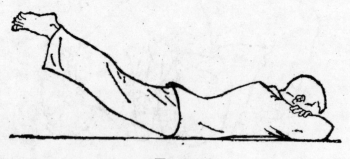

图2-20-6

俯卧背伸胸、下肢离床：俯卧背伸锻炼至腰背肌肌力增强后，即可开始，并持续半年（见图2-20-7）。

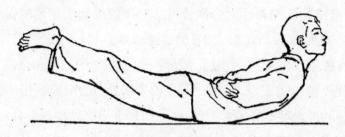

图2-20-7

以上锻炼，均要求伤者保持正确的锻炼姿势，坚持至疲劳而止为一次。每日需练30次以上。这五种锻炼动作，病人只需稍加努力都可完成。

复位后8周病人可离床活动，但3月内不可做弯腰及下蹲动作，以免有再度压缩。

5. 治疗结果

（1）治疗后椎体高度恢复程度的比较：

分组	100%	80%	60%	低于60%者
快速复位法	23（44.2%）	25（48.1%）	3（5.8%）	1（1.9%）
自身练功法	12（20.7%）	29（50.0%）	15（25.9%）	2（3.4%）

注：括号内为百分比。（$X^2=11.51>9.21$，$P<0.01$）

治疗后椎体高度构成比组间比较，差别有显著意义（$P<0.01$）。快速复位法组椎体恢复高度达4/5以上者比例明显比普通垫枕练功法组要大，说明快速复位法对楔形骨折椎体的复位效果较好。

值得提出的是，在快速复位法病例中，椎体前缘粉碎性骨折者4例，其中2例恢复至100%高度，1例恢复至80%高度，1例恢复至60%高度。下胸椎压缩骨折8例，4例恢复至100%高度，3例恢复至80%高度，1例恢复至60%高度。

（2）两组病例治疗出院后均进行随访，时间最短5个月，最长两年4个月。快速复位法组随访45例，垫枕练功法组随访32例，根据疗效标准，结果如下表：

分组	良	尚可	差	总计
快速复位法	42（93.3%）	3（6.7%）	0（0%）	45（100%）
自身练功法	23（71.9%）	8（25.0%）	1（3.1%）	32（100%）

（注：括号内为百分比）

根据等级资料的秩和检验法UC=2.56>1.96，P<0.05，组间疗效差别有显著意义。快速复位法组疗效明显优于自身练功法组。

脊椎后椎结构的完整性对脊椎骨折的治疗效果起决定性的作用，前柱压缩大于40%，或后柱扣凸畸形大于30°，提示维持后柱稳定性的韧带结构受损，已不能发挥正常功能，应考虑手术治疗。但是如果患者年事已高，伴有较明显的骨质疏松，椎体的支撑力下降，不大的致伤外力已造成损伤，虽然达到上述指标的临界值，也可不必手术治疗，而在伤椎下垫枕处理较为合适。

另外，笔者在临床中观察到有些患者，椎管内有骨块凸入，经腰部垫枕处理后，骨块有所回复，从而椎管内占位改善（见图2-20-8至图2-20-11）。

治疗前 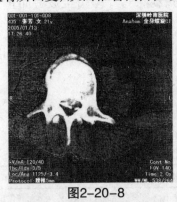 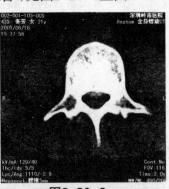 治疗后

图2-20-8   图2-20-9

治疗前 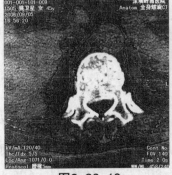 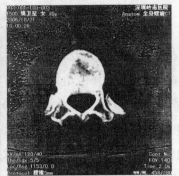 治疗后

图2-20-10   图2-20-11

随着外科技术的发展和手术器械的完善，脊椎骨折手术使脊体解剖复位和维持脊柱的稳定都有很大的提高，因而可避免日后腰痛，且手术能使患者早日进行康复锻炼，减少卧床时因处理不当造成的一些并发病。但是，手术的创伤和融合使相应的软组织结构受损，而这类组织的愈合能力又是较差的；并且融合手术可导致脊柱节段的非生理性运动，这些都是手术后发生不良后果的

原因。Gertzbein等一项多中心研究结果（1994年）发现手术患者的并发症发生率约为25%，非手术患者的并发症率则低于1%。当然，手术组患者的损伤程度较严重，骨折类型不同，因此并发症率也有差异。

此外，至今为止手术治疗对于已经损伤的神经的恢复仍无作用。

（萧劲夫　陈小清）

第二十一章　保守疗法治疗腰椎间盘突出症

人一生中有80%在某个时间感到腰背痛，这些腰背痛中有25%是椎间盘突出症。

过去，腰椎间盘突出症对有关腰背痛和坐骨神经痛的发病机制的认识水平还是比较深刻的。但是，讨论老年性和退变性腰椎结构异常与腰背痛和腿痛之间的关系时，不能仅限于有症状的群体，而脊髓造影，椎间盘造影无法大规模开展检查。直到1972年CT问世，特别是MRI投入使用，对无症状腰椎间盘突出进行了广泛的研究，研究结果发现，对以形态学为基础的有关椎间盘突出患者的疼痛病因的理解提出了质疑。

同时，自20世纪末，已有不少国外文献提出，大多数椎间盘突出导致神经根性疼痛者，不施行手术或采用化学溶核治疗突出髓核就能回缩，甚至完全消失，这在CT问世前，还没有发现有关方面的报道。

20世纪90年代我国脊柱外科教授杨克勤指出，腰椎间盘突出手术治疗的不超过10%。近些年，国外不少学者认为由于腰椎间盘突出的症状皆可经非手术治疗而恢复，手术适应者仅占2%－4%。

一、无症状椎间盘突出的研究与发现

自MRI问世后，发现病理解剖上异常（腰椎间盘突出）在无症状人群中亦很常见。

Boder等（1990）检查67例20－80岁无症状志愿者发现：

60岁以下志愿者中，至少一个间隙间盘发生突出者占20%。60岁以上志愿者中, 至少一个间隙间盘发生突出者占36%。

Jensen等（1994）报告98例无症状志愿者；

52%至少有一个间隙椎间盘膨出；

27%有一个间隙椎间盘凸起型突出；

1%有一个间隙破裂型突出。

因此Jensen认为: 没有腰痛症状的人椎间盘只是膨出或凸起型突出, 而不可能发生破裂型突出。

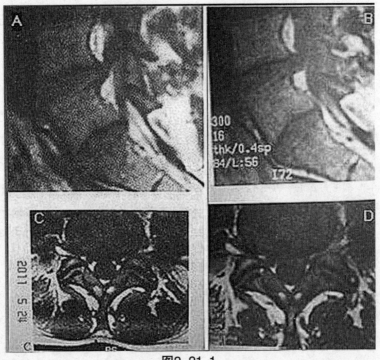

图2-21-1

有一位女性患者, 43岁, 无症状腰椎间盘突出: T1加权矢状面（A）及T1加权横断面（C）在基线扫描显示一相当大的L4—L5椎间盘突出, 并压迫L5神经根。T1加权矢状切面（B）和T1加权横断面（D）于5年后随访时发现其椎间盘突出及神经压迫程度加重, 但患者仍然无症状。[摘自*Lumbar Disc Herniation*（2004）]（见上图2-21-1）

BOOS等（1995年）在一组配对的无症状自愿者中确定椎间盘突出的发病率, 并评估MRI在检出有症状椎间盘突出中的意义。

无症状自愿者来自一组2000例伤患者（肢体较微损伤）和从未因腰背痛

而看病者，年龄20—50岁。

有症状自愿者，从事与腰椎病危险因素职业（经常提重物、扭腰和弯腰，经常处于震荡环境中，经常坐位工作）年龄相差5岁。该研究表明，年龄、性别和职业危险因素配对的无症状者椎间盘的发病率近76%，比想象中高许多，也比其他研究中未配对无症状自愿者的发病率高。需要手术患者的椎间盘突出（椎间盘游离型突出）较无症状自愿者的更为严重（35%对13%），而两组椎间盘退变的程度则无显著性差异（96%对85%）。两组的统计学意义（P<0.001）。

另外，两组对工作的适应程度之间亦存在显著差异，两组的精神社会因素比较亦存在显著差异。

然而，最好的鉴别点是神经受累的程度，这一点加上职业精神压力、压抑和婚姻状况进行观察，使潜在的椎间盘形态学上的过度关注而产生的假阴性降低超过一半（22%对11%）。这一研究表明，神经根压迫程度较椎间盘突出程度本身（突出、破裂、游离）的作用更为重要。

无症状椎间盘突出应该与椎管大小一并考虑，椎管很宽的人即使椎间盘突出很多，因为有较大的空间，不致压迫神经根也不会有临床症状，相反，椎管较窄，即使小的椎间盘突出亦可引起明显的神经损害。

BOOS等（1997）对有症状和无症状的椎间盘突出的基质进行了比较，结果表明：有症状椎间盘突出者的基质成分与相应的无症状椎间盘突出者的基质成分不同。由此可见，生物化学因素可使一个椎间盘突出的人变成有症状，而另一个形态学上有椎间盘突出的人能够长期没有症状。

二、无症状椎间盘突出的自然转归

BOOS等（2000）研究了46例MRI上无症状椎间盘突出发生率高的个体，随访平均为5年，研究内容涉及无症状椎间盘突出的自然转归。从形态变化方面看，该期间椎间盘突出和神经压迫均无明显恶化。

10位患者（24.4%）椎间盘突出逐渐加重，但这种加重只导致一位患者的椎间盘突出由"凸起型"发展为"破裂型"。神经压迫程度的绝对数值维持不变，只有12.2%的患者表现压迫轻度加重。在所有患者中，作者均未观察到有突出椎间盘消退者。

46位中，有17位（41.5%）至少一个间隙的椎间盘退变轻度加重。

这一研究表明，大约1/2（41.3%）的患者出现较微腰背痛，这一发病率与普通人群相当。46例患者中有6例（13%）腰背痛严重以致需就医治疗，其中5人停止工作，时间为1天到35个月。但没有一位患者发展成坐骨神经痛，也没有人需要住院或手术治疗。

三、无症状椎间盘突出总结

（1）椎间盘突出的形态学的改变与患者的神经根症状并不完全一致，某些情况下在MRI可见的形态学改变与疼痛并无直接关系。

（2）无症状椎间盘突出的自然转归的特点是病变缓慢逐渐进展，而且发展成严重神经根压迫可能性不大。

（3）工作性质、精神社会因素在椎间盘突出症中不容忽视。

（4）椎管大小对椎间盘突出造成的神经损害问题应予考虑。

（5）生物化学因素可使一个椎间盘突出者变成有症状，也能使一个形态学上有椎间盘突出者长期无症状。

四、腰椎间盘突出的自然转归

20世纪80年代开始，众多的研究表明椎间盘突出物可以缩小，甚至完全消失。

Hakelius（1970）回顾38例椎间盘突出脊柱平片，研究保守治疗（只包括临床休息和佩戴支架）疗效，按照患者主观评价以及官方的疾病统计进行评估，有35例（92%）治疗6周后症状消失。

Weber（1983）研究显示L5—S1椎间盘突出的患者，病情稳定后，其后无论是否手术，在4年和10年的随访中结果相似。

第一年手术治疗的结果明显优于保守治疗，优良率90%：60%，这一年26%患者手术治疗，60%随机保守治疗患者未经手术治疗而症状获得改善。

Saal（1989）报道，腰椎间盘突出患者，经硬膜外的皮质类固醇注射治疗和主动运动治疗的效果好或非常好的为90%，治疗效果不受椎间盘突出大小和是否有神经根症状的影响，破裂型突出的预后最好，15例破裂型，只有3例需手术。

Weber（1983）分析126例没有明确手术适应症的患者，随机决定治疗方法。66例随机分入保守治疗组，全部都有阳性的脊髓造影表现，治疗包括休息、戴支架和牵引，1年后60%取得良好的治疗效果。17例进行了手术，9例由于腰背痛和坐骨神经痛而表现功能障碍。

4年后，在原来分组中未手术的49例患者中，5%例表现为坐骨神经痛，与随机手术组之间无显著性差异。

6年后，只发现轻微的变化。

临床实践中，治疗后首先是患者的疼痛症状改善，神经损害症状随后才恢复正常，虽然症状改善时间长短不一，但治疗后6—12周为症状改善可能性最大的时段。

TePlicK（1985）第一个报道11例腰椎间盘突出随访CT显示突出髓核明显消退或消失的病例，伴随突出髓核形态变化，临床症状明显改善。

1990年，Saal报告了对经非手术治疗的12例患者进行MRI随访观察，45%的患者突出髓核吸收体积缩小75%—100%，35%的患者吸收50%—75%，11%的患者吸收0—50%。两次MRI检查之间平均时间间隔为25个月，突出髓核完全吸收的情况更常见于巨大突出的患者。

1992年，几位学者报道了相同的结果。

Bozzao等报道69例椎间盘突出患者，这些患者MRI所表现的突出部位和突出物大小各异，确诊到随访行MRI检查平均时间间隔为11个月，48%的患者突出物的吸收大于70%，15%的患者吸收30%—70%，无变化或突出物增大分别见于其余患者的29%和8%，突出的位置与突出物缩小的程度无明显相关性，而高吸收率（超过70%）现象，见于巨大和中等度突出患者。

通过CT观察，Delanche等成功地保守治疗21例腰椎间盘突出患者，随后的CT检查的时间间隔为6个月，10例患者突出髓核完全或几乎完全被吸收，4例中等程度吸收，其余患者虽然临床症状消失，但突出髓核未见变化。

Maigne等随访48例患者，这些患者在第一次CT检查后1—4个月又进行第二次CT检查。64%的患者髓核缩小75%以上，17%的患者缩小50%—75%，19%的患者缩小25%—50%，突出物小者只有半数缩小超过75%，相反大多数巨大突出者完全消失或明显缩小。

Bush回顾性研究中随访111例患者，分别属于椎间盘突出或者椎间盘广泛性或局限膨出，所有患者第二次CT检查均在第一次成功保守治疗后1年进行，84例椎间盘突出患者中有64例突出物消失或缩小，而27例膨出者中，只有7例有一些缩小。

1995年Komori等回顾性研究77例腰椎间盘突出神经根性痛患者，所有患者在保守治疗期间经2次MRI检查，每次间隔平均为50天。症状改善通常见于MRI形态发生变化后突出物的髓核组织游离越远，突出物缩小越明显，小突出或膨出很少有变化。

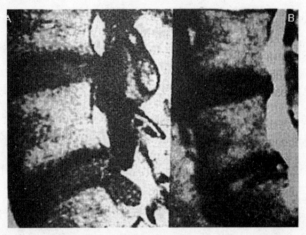

图2-21-2

T2加权矢状面MRI，27岁男性，1995年3月31日L1—S1巨大椎间盘突出（A）。1997年8月12日检查时，游离突出的椎间盘已发生自然吸收（B）。[摘自 *Lumbar Disc Herniation*（2004）]（见上图2-21-2）

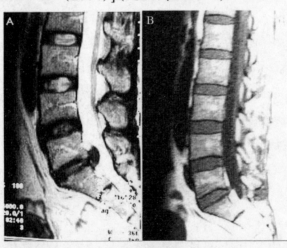

图2-21-3

胡×，女性，43岁。发现腰椎间盘突出8年，2009年7月，显示腰5骶一巨大椎间盘突出（A），经中医保守治疗后，2011年3月，突出的椎间盘已完全还纳消失（B）。（见上图2-21-3）

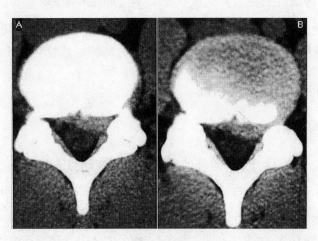

图2-21-4

陈××，男，18岁。发现腰椎间盘突出3年，2009年7月CT（A），中医治疗后，2010年10月CT（B）所见突出物略有缩小，但症状完全消失，3年未复发。（见上图2-21-4）

五、前面分析的有关研究结果总结

（1）巨大的和游离的椎间盘突出较膨出或小的、隐匿性突出缩小得更为明显，后者自行消失的可能性很少。

（2）通常在6个月后观察到突出物形态学的变化，并且变化与临床症状改善相一致，尽管突出物形态变化经常在腿痛缓解以后。

（3）有一类患者，突出物形态未发生变化而症状完全消失，这种现象提出根性疼痛的发病机制问题。

六、椎间盘突出髓核消失病理形态学机制

Teplick于1985年第一个报道突出髓核消失的三种假设：

（1）突出的髓核脱水和缩水。

（2）突出的髓核组织经纤维环裂缝进入纤维环内。

(3)成块的突出物彻底游离,远离纤维环和神经根。

假如突出髓核组织被限制在后纵韧带的前面,突出物缩小的主要机制是脱水,但是,此种假设仍然有待证明。最近研究证明,假如髓核突出或游离在硬膜外腔,这种情况下突出物的吸收是其消失的主要原因。

在纤维环碎片的周围富含新生血管的肉芽组织,单核细胞沿髓核组织坏死或退变部分的边缘浸润,长入椎间盘组织的细胞和血管将突出物"吃掉"。

七、保守治疗腰椎间盘突出症

1. 中药辨证论治

自20世纪80年代开始,国外的研究显示,椎间盘突出的形态学改变与患者的神经根性症状并不一致,病理解剖学上异常(腰椎间盘突出)的人群中,无症状者亦很常见,而且认为化学因素可使椎间盘突出者长期无症状。

同时,国外众多的研究表明,大多数椎间盘突出导致神经根性痛的患者,不用手术或采用化学溶核治疗就能自动缓解,从病理形态转归来看,椎间盘突出物可以缩小,甚至自动消失。而他们的非手术治疗只是佩戴支架,主动运动或硬膜外注射类固醇等。这无疑为中医治疗腰椎间盘突出症提供了广阔的天地,特别是中药辨证诊治。

以下只是介绍笔者在接诊腰椎间盘突出症患者常见的临床表现而采用的方药,具体应用时还是必须依据不断变化之病机与临床所见辨证应用。

(1)身痛逐瘀汤(《医林改错》)

秦艽3克、川芎5克、桃红10克、红花10克、甘草5克、羌活3克、没药5克、当归10克、五灵脂5克、香附3克、川牛膝10克、地龙5克。

功用:活血行气,祛瘀通络,通痹止痛。

适用于腰腿疼痛如刺,痛有定处,日轻夜重,转侧不利;或有便秘,烦躁口干,舌质暗紫或有瘀斑,脉沉涩之血瘀之证。

若微热,加苍术、黄柏各10克;若虚弱,加黄芪30−60克。

(2)乌头汤(《金匮要略》)

制川乌10克(先煎40分钟)、麻黄3克、赤芍15克、黄芪30克、炙甘草5克。

功用:散寒祛湿、除痹止痛。

适用于腰脊冷痛、肢冷无力,下肢麻木重着,得寒痛剧,遇温痛减,小便清长,舌质淡苔薄白,脉沉微紧之寒湿型。

（3）宣痹汤（《温病条辨》）

防己10克、桃仁10克、滑石15克、连翘10克、栀子10克、法夏10克、蚕沙10克、赤小豆10克、生苡仁15克。

功用：清利湿热,宣通经络。

适用于腰腿痛急性发作,热痛难忍,行动艰难,口苦,小便赤涩,舌质偏红苔黄腻,脉数之湿热型。

（4）加味三仁汤（《温病条辨》）

桃仁10克、红花10克、滑石18克、通草5克、白蔻仁5克、竹叶5克、厚朴5克、生苡仁20克、法夏15克、川牛膝20克。

功用：宣畅气机,清利湿势。

适用于腰腿酸痛沉重、困倦、胸闷头胀,口干不欲饮,舌淡红苔白腻浊,脉弦细而濡之湿痹型。

若痛甚,加姜黄、海桐皮各15克。

（5）独活寄生汤（《备急千金要方》）

独活10克、桑寄生10克、杜仲20克、牛膝20克、细辛10克、秦艽10克、茯苓10克、桂枝5克、防风10克、党参10克、当归10克、赤芍20克、熟地15克。

"治腰背痛,独活寄生汤。夫腰背痛者,皆由肾气虚弱,卧冷湿地当风所得也。不时速治,喜流入脚膝,为偏枯冷痹,缓弱疼重,或腰痛挛脚重痹,宜急服此方。"（《备急千金要方·卷八》）

功用：祛风湿,止痹痛,益肝肾,补气血。

适用于痹证日久,肝肾两亏,气血不足,腰腿疼痛,屈伸不利或麻木不仁,畏寒喜温,舌质淡红苔白,脉虚弱之肝肾虚损型。

若疼痛较剧者加制川乌10克（先煎40分钟）、白花蛇10克、地龙10克、红花10克。寒邪偏重加附子,湿邪偏重加防己、苍术、生苡仁,正虚不甚者去党参、熟地。大便自利去熟地。麻木不仁加木瓜。本方细辛去之其疗效则逊,若肢体酸麻而痛轻者,细辛量宜小,痛甚而酸麻轻者,用量宜大（10克）,因细辛少量温经,多则有镇痛之功效。

2. 牵引

一般认为各种牵引可以预防硬膜袖、神经根及相邻关节囊结构之间的粘连；减轻神经根和椎间盘的嵌压和刺激；缓解疼痛、炎症及肌肉痉挛。但上述作用的科学证据很弱，而且牵引对坐骨神经痛效果很差，如果突出物在神经内侧，则会愈牵愈痛，对中央型、游离型及巨大髓核突出不宜采用。

同时不能低估由于牵引、卧床与住院治疗联合一起而导致患者卧床时间延长所带来的危害。

3. 按摩

中医推拿按摩历史悠久，已作为治疗腰椎间盘突出症的综合疗法之一。按摩可对神经系统产生抑制调节作用，起到镇痛效应，能解除肌肉痉挛，恢复腰椎正常解剖序列，松解神经根粘连，改善血液循环，促进神经周围炎症消退，改变神经根与椎间盘位置关系，避免嵌压，消除突出物原有张力，解除神经根挤压，可能使突出髓核部分回纳。但是，疼痛剧烈、神经受压症状明显或迅速恶化的复杂病情者，不可勉强使用。除了选择适应的病例外，按摩手法要运用得当，否则可引起神经根与突出的椎间盘之间的粘连，使腰腿痛间歇性变成持续性。

4. 关于卧床

Vroomen等（1999）研究了卧床对患者有坐骨神经痛患者的有效性。他们随机将患者（共183例）分成绝对卧床2周和观察等待组，让分配到观察等待组的患者正常活动但避免损伤背部或诱发疼痛，允许他们去工作而不限制其卧床。

最初的结果是在2周和12周时独立的检查者和患者自己对症状改善的全面评估，接下来测定包括功能状态、疼痛评分、工作能力丧失情况以及是否需要手术。在两组间结果无差异。

Robert等（2007）认为对于发病3个月以内的急性或亚急性的腰背痛患者来说，持续正常活动导致更快康复和更少的慢性功能紊乱，因此，卧床休息不是急性腰背痛的有效治疗手段。

床垫的选择：

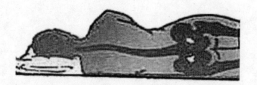

硬板床，造成脊柱侧弯

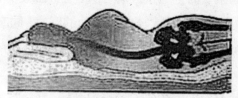

软床，造成脊柱严重侧弯

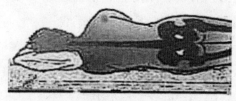

软硬适中床垫，能很好地维持脊柱的生理弧度

图2-21-5

5. 针灸、中药熏蒸、背部锻炼能有效缓解慢性疼痛

6. 必须注意心理学因素

腰痛和它的后果不仅仅是孤立的生理问题，而是经常与其他情况有关，如社会的、心理的、工作环境相关因素等，这些因素（压力、忧郁、焦虑）以及患者对这些因素的自我感觉和解决能对腰痛从急性向慢性过程转归起决定性作用。心理学因素在这些方面的明显作用提示这些因素应被当做腰背痛预防工作的一部分，无论是治疗的起始阶段还是在后期的康复中。

第二十二章　髌骨骨折

髌骨是一块形如栗子的全身最大种子骨，是伸膝装置的中间结构，在股骨髁的滑车间，通过关节滑动，以减轻伸屈运动的摩擦，同时还增大股四头肌的力矩，加强其机械效应。髌骨还可维持关节的稳定和保护股骨髁免受直接外力之打击。

髌骨骨折是一种好发于中壮年的关节内骨折，可分四种类型：

(1) 粉碎型（星形），X线照片或于手术中发现，占最大比例。

(2) 横断型（斜形），较常见，但少于粉碎型。

(3) 纵裂型，骨折线多于髌骨之外侧，较少见。

(4) 撕脱型，多撕脱于髌骨之下极，不累及关节面，较少见。

《普济方》中已将髌骨骨折分为三个类型，发明了"抱膝圈"固定法，主张对血肿严重者，用针或刀放血，以去除瘀血，提出"常以演习步行，方得完全"的早期功能锻炼观点。

髌骨骨折的治疗以恢复伸膝装置的连续性和全面髌骨的作用为目标，因此，无论用什么方法来治疗哪个类型的骨折，都要以保存全部髌骨为要务。事实证明，只要保留了全部髌骨，纵使存在局部的不平整，但其余部分都较好，仍有大部分髌股关节运动中有正常的吻合关系，况且其不平整还可通过早期功能锻炼得到磨造而改善，其预后远远优于髌骨部分摘除或全部摘除。髌骨部分摘除后，上骨折段与髌韧带的缝合，造成保留的髌骨整体下段的髌股关节的吻合面完全错位，不但使髌股关节正常的荷载传导紊乱，还因髌骨的滑动不与股骨髁的关节面相贴切，出现剪切应力，造成晚期创伤性关节炎。这种错位的情况，同样出现在原始损伤不重，或仅为下极粉碎性骨折，而上骨折段完整，甚至完全未涉及髌骨后关节面的部分髌骨摘除病例，其晚期结果都是相同的。全髌摘除后，肌腱直接在股骨滑车软骨上滑动，不但增加了运动时的摩擦力，而且肌腱承受摩擦及压力的能力也远不及其承受拉伸力的能力，因此既影响膝的屈曲功能，还直接造成股骨髁软骨磨损。由于肌腱不具备适应股骨滑车的外形，滑动时很不稳定，易出现股四头肌肌腱滑脱，甚至完全断裂或部分断裂。另外，髌骨摘除后，股四头肌力臂明显缩短，而需增加15%－30%的肌力才能完成伸膝动作，这对年老体弱者在站立或行走过久时，便有伤肢发软或膝关节不稳现象。

Duthie等复查髌骨全摘除后的结果，发现有50%的病例发生创伤性关节炎，而髌骨部分摘除者，竟有71.4%的病例发生创伤性关节炎。相反，Sronsen报告64例髌骨骨折中有42例采用非手术治疗，随访10－30年，极少发生创伤性关节炎。在无后遗症状的41例中，看不出无症状与当初骨折移位程度或复位与否之间有何关系。

对骨折端分离导致股四头肌的松弛而影响伸膝功能的问题，一直为人们所强调，但从临床实践看来，并不必过分顾虑。笔者发现有些陈旧性髌骨骨折，未有骨性连接，有的甚至是粉碎性骨折，分离最大达5厘米（膝关节屈曲时），骨折片实际上已成为股四头肌扩张部中的游离体，但股四头肌仍通过代偿，使膝关节有较好的直伸功能（不过早期功能锻炼，使松弛的股四头肌能在短期内适应其功能需要是关键所在）。同时，在临床中我们不难发现，陈旧性股骨干骨折或髋关节脱位的病人，虽患肢有数厘米的短缩，仍能保持股四头肌的正常收缩力；当我们在进行下肢不等长的股骨缩短术时，有时一次便缩短了好几厘米，但股四头肌仍能在短期锻炼适应后恢复正常。可见股四头肌的松弛可以通过锻炼恢复正常收缩力而不影响伸膝功能。Cauepa等在研究髌骨先天性分裂（二分髌或三分髌）时指出，髌骨不论是边缘部分裂、中央部分裂或纵裂，膝关节功能并无障碍，也无自觉症状。

综上所述，对髌骨骨折的治疗要求便更明确了，笔者的治疗方法如下：

1. 外抱膝环法

适用于骨折端分离在0.5毫米以内的病例，如血肿明显者，应在严密消毒下，抽出关节内积血以绷带按髌骨体表之大小做一抱膝环，先在髌骨表面放一薄棉垫保护皮肤，然后将抱膝环套于髌骨周围，然后缚好。在伤肢的后方以长腿托板使膝关节10°屈曲位固定（见图2-22-1）。固定一般3－4周解除，即可进行力所能及、循序渐进的屈膝锻炼。

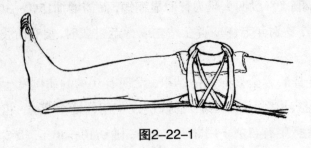

图2-22-1

2. 钢丝内固定法

　　髌骨手术常规切口，暴露髌骨，复位后，将已对合好的髌骨用巾钳钳牢，在微屈膝下，以2毫米克氏针钻孔，孔钻在髌骨前、后缘的中线上（见图2-22-2），然后用腰穿针为导针将两股25号牙科用软钢丝插入腰穿针针管穿过钻孔。从撕裂口检查关节面平复后，拧紧钢丝，最后在直视下屈曲膝关节至90°，固定钢丝仍保持完好时，则固定完成。冲洗关节后，修补扩张部撕裂及髌骨前腱膜，缝合切口。

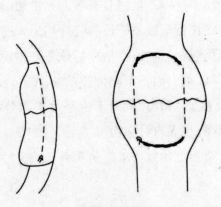

图2-22-2

　　术后不做任何外固定，只以枕头垫于腘窝使膝关节屈曲于10°左右。不限制病人做力所能及的膝关节屈伸自主活动。

　　笔者曾对36例使用钢丝内固定法的病人进行观察，年龄从19－75岁，其中粉碎型29例、横断型5例、纵裂型2例。分为两组，一组为屈膝90°制动两周（制动组），另一组是术后不限制活动，1－2天后病人即进行屈膝活动（活动组），其结果是：

组别	例数	膝关节恢复至90°以上 所需时间（平均天数）	恢复至徒步短距离行走 所需天数（平均天数）
制动组	17	21	25
活动组	19	14	19

随访3年，共27例，其中粉碎型23例、横断型3例、纵裂型1例，其结果是：

组别	例数	恢复工作所需时间	最后随访X线照片所见	疗效			
				优	良	可	差
制动组	13	平均9周	全部骨性愈合，后关节平整，髌骨稍拉长	11	2		
活动组	14	平均9周	全部骨性愈合，后关节平整，髌骨稍拉长	12	2		

从以上观察结果来看，早期活动的活动组伤膝功能恢复时间短于制动组，两组的骨折修复均属满意，虽然活动组髌骨被拉长甚于制动组，但按1975年"全国中西医结合治疗骨折经验交流座谈会"修改通过之"骨折疗效标准草案"评定，疗效却优于制动组（活动组优率85.7%，良率14.3%；制动组优率84.6%，良率15.4%），两组优良率均为100%，且活动组患者膝功能的恢复明显快于制动组，说明笔者采用的钢丝内固定和早期活动是治疗髌骨骨折是较为理想的方法。

（萧劲夫　万豫尧）

第二十三章　大面积瘢痕之慢性胫骨骨髓炎治验

患者于××，女性，28岁。右胫骨慢性骨髓炎14年，窦道长期渗脓，患肢酸痛入院。

患者于15年前右小腿红、肿、胀、痛、高热，当时诊为急性骨髓炎，经治疗后，高热渐退，小腿红肿亦减，但局部形成窦道，长期渗脓，后皮肤溃烂，终至留下大片瘢痕，终年患肢酸痛，反复加剧。

《灵枢》云："有所结，深中骨，气因于骨，骨与气并，日以益大，则为骨疽。"邪之奏其气必虚，气血衰而内不能拒邪，致使局部气血凝滞，邪气结聚于骨而发骨疽。久病缠绵近15年，气血不断耗损，更见一派虚象：面色苍白，舌质淡苔白薄，脉细无力，小腿下段有三处窦道，窦道口肉芽淡白，渗脓清稀，小腿前缘有10厘米×7厘米瘢痕，紧贴骨面，小腿增粗。

诸证合参，内治宜补益气血，托里排脓，但如此广泛的骨疽病灶，若不彻底清除，难以痊愈，如果手术治疗，巨大瘢痕势必造成皮肤大面积缺损，而且小腿软组织较少，可用覆盖的健康皮肤则更少，颇为棘手。笔者曾以游离肌皮瓣移植覆盖创面，但应用三例病人，均告失败。可能与软组织长期炎症反复干扰，血管条件很差以致肌皮瓣血运未能建立有关。此后，这类病例，被视为难题。在整形外科应用皮肤组织扩张术的启发下，而采用扩张术，先对瘢痕周围健康软组织进行扩张，应用大容量扩张囊植入瘢痕周围健康皮肤内，对表面皮肤软组织产生压力，使表皮增厚，皮下组织变薄，慢速延长周围神经，肌肉细胞增殖，增加新生毛细血管与神经末梢，成为新增加的皮肤组织，此皮肤组织足够覆盖创面，解决了小腿大片创面的覆盖难题。继之进行了病灶彻底清除，病灶内植入庆大霉素珠链，由于皮肤缺损周围已有足够的新增加的皮肤组织的保证，在近乎没有张力的状态下，缝合了术创，十天后拆线，一月后拔除植入之珠链，愈合好，一年来患肢情况正常，虚象消失。

本病治疗中，中药内治以透脓散随证加味为治：

黄芪30克、穿山甲10克、川芎10克、当归10克、皂刺5克、白芷10克、银花20克、蛇舌草30克、赤芍15克。

庆大霉素珠链在病灶内以杀菌浓度释放，故全身抗生素使用并不着重。

讨论：

（1）虽然当今骨髓炎已少，但遗留的慢性骨髓炎仍可见，且多为屡治不愈，患者生活质量明显下降，治疗有不少难点，还因窦道长期不愈，受到炎症的刺激，可能发生癌变（以鳞状上皮癌常见），故处理这类骨髓炎不应忽视。

（2）慢性骨髓炎病灶清除治疗病例，中医内治法起到抗生素起不到的作用。慢性骨髓炎多因气血凝滞，阻于骨而发病，正气不支，无力托毒外透，故治宜补益气血，活血化瘀，透脓排毒。笔者以透脓散为主，治疗初期重用清热解毒药，治疗后期偏重补气血。

（3）对慢性骨髓炎存在广泛病灶病例，需作彻底的病灶清除。自1960年Goldman首次使用病灶清除术，闭合手术切口，用抗生素持续冲洗治疗取得良好结果之后，骨髓炎病灶清除后开始一期闭合手术切口，1970年庆大霉素珠链问世代替了病灶冲洗，更好地保证了一期闭合手术切口。大大提高了骨髓炎的疗效。但是，慢性骨髓炎常有大块瘢痕，病灶清除术后大面积皮肤缺损，阻碍了手术切口的一期闭合，特别是小腿骨髓炎，而一些形式皮瓣迁移覆盖，并不合适此类皮肤缺损。我应用皮肤软组织扩张术，于慢性骨髓炎大面积皮肤缺损覆盖，尚无先例，我认为应是最佳选择。（见附件彩图5、彩图6）

第二十四章　不能忽视踝关节扭伤

踝关节扭伤是最常见的运动损伤，约占所有运动损伤的40%，估计急诊的患者有高达10%为踝关节扭伤，发生几率达到每天1万人中就有一个踝关节内翻扭伤（广东称"拗柴"）。"拗柴"主要造成距腓前韧带、跟腓韧带或距腓后韧带不同程度的撕裂，而踝关节的稳定性，70%靠这些韧带等软组织维护。

遗憾的是，急性踝关节扭伤并没有引起人们重视，甚至医院接诊这类患者时，有些拍X线照片没有发现骨折，就没有做合理的处理，导致日后慢性踝关节不稳及距下关节松弛，患者常感到受过伤的踝关节萎软无力、隐隐作痛，且屡屡再扭伤。

踝关节扭伤，应尽快冰敷踝关节外侧，伤足不能着地，医院处理应加压包扎踝部，并以胶布或绷带、石膏之类的材料将伤踝固定于外翻位，视受伤严重程度保持固定2－3周或更长，解除固定后，恢复行走，此时伤踝可能因负重而痛，不必过虑，应努力适应，疼痛逐渐会消失，同时要进行踝关节锻炼（踝关节极度跖屈，然后极度背伸，反复进行），直至完全康复。

踝关节扭伤根据受伤程度分1度、2度和3度，轻微韧带拉伤，踝部轻微肿胀，压痛亦轻属1度；韧带部分撕裂，肿胀及压痛明显，轻到中度关节不稳为2度；3度伤情最严重，距腓前韧带完全断裂，严重肿胀和压痛，踝功能丧失，显著不稳定。虽然有些专家强调对撕裂的韧带进行早期以手术修复可以获得更好的效果，但美国Kalid.B等教授指出，大量的手术和非手术的保守治疗的效果比较研究表明，手术治疗效果并不是太好。临床上，早期用活血、祛瘀、止痛的中药外敷，有很好的消肿、止痛作用，解除固定后以舒筋、活络的中药熏洗，能加速伤踝的康复，整个治疗过程中，辨证施治内服中药则疗效更佳。

第二十五章　质疑"矫枉过正"

对一些移位倾向较强的骨折,有人主张采用过度整复,企图求得复位后的骨折对位稳定。

内翻型踝关节骨折脱位,便有人以极度外翻复位,并固定于极度外翻的位置,其实这往往只是固定体位上的"矫枉过正",外观上并不是骨折本身的情况,而骨折本身却常常未能达到理想的复位,且有外固定造成压迫性溃疡之虞。

青枝骨折的弯曲畸形,本是不完全性骨折,不少人主张将之完全折断,以防弯曲形复现,但是青枝骨折乃儿童之骨折类型,儿童有很强的塑形能力,纵使骨折留有一点弯曲畸形也可于日后塑形而改善,所以这种将不完全性骨折变为完全性骨折之矫枉过正,常常没有必要。

有些学者对于尺偏型肱骨髁上骨折主张矫枉过正,人为地造成断端桡侧皮质嵌插,以免并发肘内翻,但又告诫,勿使尺侧骨膜断裂,以防骨折对位不稳。事实上既要桡偏矫枉过正,达到断端桡侧皮质有效地嵌插,又不能断裂尺侧骨膜,其难度尚且不说,就是尺偏型肱骨髁上骨折尺侧骨膜完整也并非稳定作用的有利的力学效应。因为外侧骨膜断裂,而尺侧骨膜完整时,则骨折近端便作为支点与完整的尺侧骨膜共同形成"合页"样结构,骨折远端与前臂是一个整体,在这个整体的重力作用下,"合页"产生内收活动,导致骨折远端内倾,造成肘内翻。因此,尺偏型肱骨髁上骨折以桡偏矫枉过正造成桡侧皮质嵌插,又保持尺侧骨膜复整,防止肘内翻之并发一说难以理解。

第二十六章　怎样才能保持下肢骨折后的旋中位

由于肢体重力对骨折的影响,而导致骨折远折段的旋转,尤其是下肢骨折。

R. Watson-Jones在《骨折与关节损伤》一书中提出,对以三刃钉内固定后的股骨颈骨折病人"最好穿便鞋,在其跟上钉上一块木板,如此,可防止患肢外旋"(见图2-26-1)。

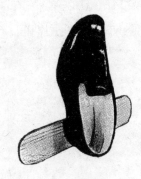

图2-26-1

天津医院骨科也指出,对股骨粗隆间不全骨折或嵌插骨折,用木板鞋及枕头保持伤肢外展,足稍内翻或中立位。这种木板鞋与R. Watson-Jones的形式是一样的(见图2-26-2)。

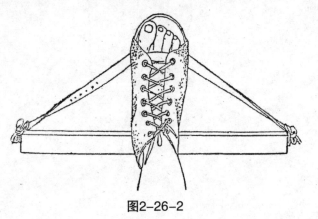

图2-26-2

　　以上方法是应用于已经内固定下的股骨颈骨折或不全或嵌插的股骨粗隆间骨折，只能维持在稳定状态下的伤肢旋中位，而不能用来矫正旋转移位。可是，在临床中又确有用以企图矫正旋转移位者，这样非但不可能达到目的，而且这种被动体位更加造成病人的肌肉紧张，病人不会舒服，其效果也适得其反。试想，如果是因股骨近端骨折所引起的远折段外旋，怎么能于远离骨折处的足部穿上一只钉上木板的鞋而矫正呢？在这种情况下，我们见到的是足部勉强地被限制在中立位，而自踝关节以上肢体仍然基本处于外旋位，整个下肢肌肉紧张，时间一长，部分病人则感到踝部及膝部不适，有些病人不能坚持下去。

　　对于维持下肢骨折远折段旋中位，较为可行的办法是以布单在骨折远折段绕伤肢二周，保持足部于中立位的情况下，将布单另一头固定于对侧床沿（见图2-26-3）。此法效果较可靠，但必须保持布单平整，如经过膝关节时要注意腓骨小头附近的腓总神经的保护，使用期间，观察布单是否松弛，及时处理以保持效果。

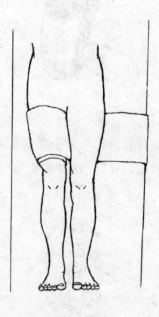

图2-26-3

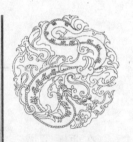

第三篇 医林随笔

既为随笔不妨灵活自由些，个中不乏我的性灵流露，如有人碰出点火花，我会感到快慰。

一、师承，因为我们志同道合

在西医领域，虽然生物—心理—社会医学模式已经开始，但依然未能完全摆脱生物医学模式影响，化学合成药物的毒副作用，对抗式治疗自身的局限性，成为当今西医最困惑的问题，无奈之下，不少西医人士求助于中医药，如孕妇胎位不正灸至阴穴；分娩后产妇常规喝生化汤；子宫内膜异位用桂枝茯苓丸者也不少见；当西药镇痛引起很大副作用，而病人又需长期止痛时，常会想起治疗痹症的中成药，等等。当然生化汤有活血养血、温经止痛的功能，适用于产后血虚有寒、瘀血内阻所致小腹冷者，而桂枝茯苓丸适应瘀血留结胞宫，至于治痹症之中成药有寒热虚实之辨等等，西医是不甚了了的，但这种现象却应引起我等中医之深思。

如今，年轻中医，毕业进入中医院后可能不少有过涉足西医的经历，有的骨科医生还练就了一手开刀的本领，可是日久，他们同样出现了西医的困惑。李全医生告诉我，上海某知名西医骨科医院，由一位高明的骨科医生主刀为一个髋关节置换术的患者行返修手术，花了半天时间，用了高尖材料，大约要花十几万元，至于这台昂贵手术的效果还是未知数。她又告诉我一个信息，最近国外有学者开展修复圆韧带治疗股骨头坏死研究。这些事例表明他们开始质疑假体的置入，而在作保留原器官的努力，这种声音在国外的外科学术论坛上已经出现。微创手术至今还在西医外科领域盛行，不少中医骨科医生也趋之若鹜，余伟吉医生就进修过膝关节镜，且经历颇长时间的实践，做过不少膝关节病的关节镜手术，现在他却觉得这个方法损伤并不算小，而且操作复杂，效果也不太满意，其实不是一个很理想的方法。他很感慨，为什么不早预防和采用中医药治疗呢！他的想法，不但流露了对中医的回忆，还颇有治未病的意味。能有这些想法是因为他们毕竟是中医，在现实面前，他们更加深了对中医的领悟，就像李全说的，"把淡忘的中医知识从脑海中唤醒过来，真心希望沉心静气地追寻中医国学的精华所在"。

李全和余伟吉两位已是中医高级职称，加上年轻人敏锐的觉察力和创新的冲动，最具有探索中医学的资质，而且我还感到我们有许多共同点，因此，我十分高兴选择他们传授我的中医经验。我认为师承要做的是传承中医学的运用，对于两位年轻人来说，我的中医临床时间比他们长，慢慢沉淀，形成了我的临床思路，可是我总感到思路缺失颇多，我想在师承的交流过程中加以修正和补充。师承是个相长的过程，我享受这个过程。传承的另一意义是创新，这是年轻人的长项，我们正在寻找中医创新的切入点。

　　自20世纪80年代开始，国外的骨科工作者们以其结构论的观点，凭借CT及MRI观察，发现椎间盘突出的形态学改变与患者的神经根性症状并不一致，病理解剖学上异常的人群中，无症状者亦很常见，而且认为化学因素又可使椎间盘突出者长期无症状。

　　同时，国外众多的研究表明，大多数椎间盘突出导致神经根性痛的患者，不用手术或采用化学溶核治疗就能自动缓解，从病理形态转归来看，椎间盘突出物可以缩小，甚至自动消失。而他们的非手术治疗只是佩戴支架，主动运动或硬膜外注解类固醇等。这无疑为中医治疗腰椎间盘突出症提供了广阔的天地，因此我们正着手制订中医药治疗腰椎间盘突出的研究方案，在制订方案过程中，我们保持清醒的头脑、坚定的信心，不受西医模式的干扰，坚守中医学的思路、方法、理论体系，立足于中医自身学术主体发展的观点，吸收、利用现代科技，为我所用，制订一个具有成熟的科学发展准则的中医科研方案。我们相信会有成效的，因为我们志同道合。

（摘自《深圳医学继续教育》2011年第3期）

二、《岭南正骨精要》原序

　　时光给人带来许多的忘却。可是，中医前辈们的形象却一直鲜活地留在我的记忆里，而且随着时光的流逝，更使我萌生了一种深沉的、崇敬的感情。

　　我时常在想，近百年里，中医是多么的艰辛，而在这般艰辛的岁月中，中医前辈们所起的作用是多么的重要,他们的行动是多么的感人!

鸦片战争之后,中医受尽了民族虚无主义的摧残,逆境中,是一代代的中医前辈持续了中医学的发展。

新中国成立前,国民党政府正要动手消灭中医的危急时刻,是前辈们自发地团结一致,与全国人民一道,奋力抗争,挽救了中医。

时至今日,他们仍在为中医事业的振兴而操劳,而慷慨陈词。陈敏章曾动情地说过,像老中医那样关心中医学术的前途,乃至牵肠挂肚的程度,在其他行业是极为少见的。

是前辈们培育了我们这一代中医。

中医前辈们为中医事业做出一生的贡献。

有人说过,活到某种年纪的人,一定都在心中隐埋了许多许多真情。我对中医前辈的真切感情,在我撰写本书时被完全触动了。

感谢前辈为我启蒙中医,悉心培育。是他们使我拥有鲜明的中医意识,是他们将我引进一座伟大的宝库,让我在其中不停地求索,振奋不已。

本书介绍了岭南伤科前辈的学术成就,其中有些部分是他们对我手把手相教的记录,虽然也有个人的实践体会,但仍渗透了他们的学术思想。

我将此书献给中医前辈们,以表达我深沉、崇敬的感情。

(1993年9月10日)

三、现代的中医

虽然西医以还原论和构成论为科学研究方法论的体系已经将要走到尽头,可是西医领域里在不断探索,不断追求创新,不惜脱胎换骨,医学模式的转变、"心身医学"的不断开拓、循证医学兴起、后现代医学提出,甚至探索以中医为代表的东方传统医学体系。至于新技术更是层出不穷,虽然未必是新进展。而我们中医竟然大都还受缚于还原论的研究方法论体系的困境里,德国汉学家和中医药研究专家M. 波克特说:"中医药在中国至今没有受到文化上的虔诚对待,没有为确定其科学传统地位而进行认识论的研究和合理的科学探讨，没有从对全人类福利出发给予人道主义的关注，所受到的是教条式的轻视和文化摧残。这样做的不是外人，而是中国的医务人员。"

有个文化人说："延续传统，只能靠现代艺术家的个人创造。文化梳理、堆垒、普及，都不能直接酿发创造。创造，只能依仗天才。"几千年来，中医药从来就是根据医疗实践不断总结，不断进步，不断创新，这是因为天才参与，张仲景创建六经辨证、《伤寒论》，叶天士、吴又可建立温病学等等。当下，虽然我们有中医学识渊博的大师，胸怀卓见的精英，还有后起之秀，但是，时代不同了，面对迅速发展的现代科学和现代医学，面对"科学主义"的咄咄逼人，现代的中医更需要睿智与沉思。

四、保守与中医

保守，常为维持原状，不求改进，跟不上形势发展之贬词。

但《现代汉语词典》却另有解释："保持使之不失去。"《不列颠百科全书》则认为："保守是一种信念，认为有价值的东西，应该尽可能多地加以保守。"因此，我认为中医是保守疗法也无不妥。

可是，我更认为中医是火凤凰，它是未来医学发展方向，在一场中医学与现代医学完成"融合"的伟大科学革命中，中医将浴火重生为第三代科学的崭新的人类医学。

五、"中医60岁才成材"

两个月前我见到我的老师邓铁涛，他对我说："中医60岁才成材。"是的，中医的事似乎都是漫长的：

中医在漫长的历史长河中生成。

中医承受"科学主义"的冲撞已整整一个世纪。

一名真正的中医（邓老师说的"铁杆中医"）的成长，60岁在人生也是漫长的吧。

中医，作为毕生的事业，我也孜孜求索了50年。

六、我享受医生生涯，心中安慰

据说达尔文在医学院学习时，麻醉药还没有问世，病人做手术是被拿绳子五花大绑在手术台上，一刀割下去，手术室里发出阵阵号叫。内心细腻敏感的达尔文，无法忍受眼前的痛苦场景，逃出手术室，再也没回头，后来他投身生物界。因此，有人认为内心过于细腻敏感的人，并不适合做医生。

有人认为，经年的医生生活，接触不同背景、不同经历的病人，往往让医生阅尽人间冷暖、世态炎凉。为了不让这样的事总是对自己造成情感上的冲击，医生会不得已和病人保持一定的情感距离。出于情感的自我保护，医生会把自己安置在相对安全的情感地带。

我是一个内心很细腻敏感的人，46年的医生生涯，确实让我积累了相当的人生阅历，接触了很多病人的故事，但是这并没有让我与病人保持情感的距离，他们的故事对我的情感冲击反而缩小了我们之间的距离，让我和他们共同面对疾病，面对困难，不论是成功或失败，都是我享受的过程，心中的安慰。

（摘自博客——医道人生　2009年11月3日）

七、医生

医生是掌握医药知识，以治病为业的人。

医生是病人健康所系，性命相托的人。

但凡受过正规医学教育的医生，在求学期间都学过心理学、伦理学。而现代医学模式已从单纯治病的生物医学模式发展为生物—心理—社会医学模式，显然，心理对于疾病的作用是极为重要的，掌握好心理学是治好病的重要环节。病人某个部位出了毛病，心理即受到影响，病人来看病，期望医生能关心、体贴他，能耐心地和他沟通，很快、很准确地了解到毛病所在，以其高超的医术，解决肉体的痛苦，抚平因病导致的忧心忡忡，或撩起原来的心理问题，这个期望是病人的权利，也是医生应尽的义务。

记得我刚毕业到分配的医院报到第一天，科主任即刻把我领到门诊部的诊室，刚坐下，患者便围过来，就这样一天下来，我竟然看了90位病人，平均也就3分钟左右诊治一位病人，我不知道为这些病人解决了什么问题，我感到病人是不会满意的。30年后我算是资深的医生了，安排定期门诊，当我在诊室坐下，便陷入患者的包围中，我认真接诊每位病人，几小时过后，我渐感精神难以集中，最后眼前有些模糊、大汗淋漓，这时我只听见病人们惊呼"快来人啦，医生不行了"。我出现低血糖了。

现在年轻医生每天门诊量达到60—100人次或更多，资深医生每天门诊量达60—70人次，他们必须延迟下班，我的同事就有因为不堪负荷而昏倒在诊室。人的体力及生理承受能力是有限度的，当前医生的超乎了人体承受能力的工作量，将影响水平的发挥以及服务质量，撇开这些不说，这样的工作量，医生也没有时间为患者做应有的解说，而这些是体制造成的，作为医生个人是无法解决的。

以往，医生被认为是高尚的职业，他是病人性命相托的人，当他以自己的努力改变了病人的生活，他会得到被外界敬重、感激的回馈，这种精神上的回馈，使医生置身于高尚的境界。可是当今，精神回馈变为物质回馈，医生收取红包现象毁坏了医生的形象，导致畸形的医患关系。当下，患者看病（特别一些比较棘手的病或者手术治疗时）除了应交纳的费用外，如果不在物质上有所表示，患者一方总是有些不放心，这几乎成为"潜规则"。几年前，某地一位患者家属，为了求个放心，给患者的主诊医生送红包，这位清廉的医生拒绝了，几经反复医生仍然拒绝，结果患者家属认定医生是不肯用心为患者治病，情急之下竟然将医生杀害了。虽然这是一个极端的事例，但由此可见"红包现象"的极其严重的危害。

多年前常青博士写了一本颇为畅销的书——《医事》，书中说："我们不能回避的一个现实是，每个医生生活在不同的道德层面，只有发自内心的自律，才能最终成就一个病人期望的好医生。也别忘了，我们生活的现实并非理想真空。"在物质生活比较富足的今天，"人生要享受一个超出基本生存需要的境界"的观念开始流行，医生的工资大概也只是满足了较宽裕的生存的需要，想追求超出基本生存的需要还是比较吃紧的。按社会价值体系，怎样去体现医生的价值，医生是想过的，如果自律力松懈，就要寻求工资以外的收入，收"红包"便成为最为便当的途径，与此同时药品、医疗器械销售也乘虚而入，劳务费、观察费……接踵而来，进一步腐蚀着医生，也助长了看病贵的势头。医生因此背上了"白狼"的骂名。

目前，医学在科学领域是最落后的，很多问题没有解决，可是患者却期望解决一切问题，心情可以理解，但事实是不可能的，这就是说当医生用心地、正确地用尽现代可以利用的医疗手段，也没有把某种疾病治好的时候，这不是医生的问题，而是当前的医学水平问题，但是如果不能得到患者的理解，这个责任则常常由医生承担，应该说又是医生的另一种压力。

无疑，目前的医疗状况患者是受害者，医生也在承受压力，有些医生因此退出了医疗行业另谋他就。像《医事》的作者，是协和医科大学的八年制学生，赴美读博士后，却就职某制药公司；有些医学院校的研究生充当药品推销员；不少医生当上了与医药全不相关的老板。

作为医生，我们都记得中外医学大家的格言，如我国医圣孙思邈的"大医精诚"，外国医圣希波克拉底的誓言："我之唯一目的，为病家谋幸福，并检点吾身，不做各种害人及恶劣行为。"也不曾忘记白求恩、南丁格尔的事迹。我们祈盼我国这次的医疗改革成功，体制能有效地促进医疗卫生事业良性发展，使患者得到良好的医治，医生恢复应有的声誉，医患关系空前和谐。

（刊登于深圳晚报　2009年）

八、感激　敬意　祝愿

医院矗立的大楼，中医氛围浓郁的院落，完备的设施，强大的技术队伍，知名的特色专科，众多的就诊者，这是深圳市中医院鲜亮的业绩、成功的标志，我感到你们必定付出了艰苦卓绝的努力，我从心底萌生了崇高的敬意，同时也感到欣慰，因为，我与全体员工也为此努力过。

记得1987年一个夏天，我驾着摩托车从广州奔波了近7个小时来到深圳，见到了深圳中医院，那时深圳中医院只是一座已有7年历史的3层的面积不到3000平方米的门诊部，我知道这是医院成立5年后才建造的，还有一座动工已4年，还未封顶的9层楼，这使我对深圳市中医院的创建者的钦佩油然而生，因为一个在中医行业摸爬滚打了20多年的我，本能地感觉个中艰辛，实在不易！

1988年我被任命为深圳市中医院院长，一个无党派人士当行政第一把手，可能是当时绝无仅有的。如果不是各级领导的关怀，全院员工的支持和共同努力，我的工作是无从开展的。我任职期间，深圳市领导一直关心我的工作，为我排忧解难，推荐我为市政协常委、深圳市无党派代表人士，市统战部更是关怀备至，安排我与主管卫生的副市长"结对子"，我可以及时和市长对话等等。

1990年在大家的不懈努力下，9层的新大楼终于封顶，可是这只是一个27668平方米的空壳，没有设备。我们多方反映情况，引发了市人大和社会各界的关注，促使当时主管金融的张鸿义副市长会同市人大有关成员来到医院现场办公，听取了汇报，详细询问后，当即拍板拨款700万元添置设备，使医院在当时拥有全市最先进的医疗设备。1992年我们一次引进了7位博士，在医院的技术队伍中加入了高素质的生力军，虽然有人怀疑刚毕业的博士生没有临床经验，对医院业务水平能否有提升效果，但是博士们以其高起点的思维理念，很快进入角色，发挥了作用。今天，这些博士们早已是一号（挂号）难求的名医。

20世纪90年代，国家中医药管理局提出了中医院分级管理评审活动，这对中医院提高内涵是极有利的契机。按规定，申报必须具有相应的硬件与软件，且需有3年的创建时间，再经上级按照评审标准严格评定方可通过。按深圳行政级别，深圳市中医院最高的档次是三级甲等医院，但当时市中医院的病床不到200张，就这一项便没有达到三甲医院最低300张病床的标准，其他硬件与软件均不达标。但是面临加速医院发展的大好机会，我们深感机不可失！我们决定加紧创造条件创建三甲医院，于是，向市卫生局做了详尽汇报，分析了困难和可能性，得到了市卫生局的支持。紧接着我们便向省中医药管理局汇报了我们的想法，但省中医药管理局领导考虑我们的条件与达标要求相距太远，而且此批创建已进行了两年，建议我们先准备，等下一批再申请。可是我们认为，深圳特区有敢为人先的精神，我们有决心在深圳市市政府和卫生局的支持下，能够在一年内达到三甲医院标准。经过反复汇报，分析情况，省中医药管理局领导终于为我们的决心所感动。当然，他们更相信深圳的特区精神，于是，积极做国家中医药管理局的工作，最后国家中医药管理局同意我们开展创建三甲医院活动，一年后接受评审。在各级领导的关怀下，我们不到三个月就扩建了病房，把病床增加到300张，并且及时拨款添置达标必需的设备，引进尚缺人才，大力排除干扰，保障创建活动顺利、快速进行。有一次市卫生局接到一封"检举函"，说是医院创建活动弄虚作假，还准备贿赂评审人员。由于市卫生局对医院创建活动一直是深入了解的，对这些不利创建活动的诬告，市卫生局专门派了一位副局长召开了一次医院科主任以上的会议，当众宣读这封"检举函"，并明确表态这是不实之词，鼓励大家努力创建。在上级的坚决支持下，经过全院职工的艰苦拼搏，顺利通了阶段的审核，迎来了最终评审，评审结果以超过市其他医院的高分而获得通过！深圳市中医院成为三级甲等中医院、国家示范中医院、广东省示范中医院。在隆重的宣布大会上，国家中医药管理局的领导盛赞深圳市中医院以一年时间高分通过三甲医院的评审，完成三甲医院、国家示范中医院、广东省示范中医院"三级跳"。从此，深圳市中医院跻身全国中医院的先进行列。那是1995年。

创"三甲"是艰辛的，至今我都不能忘记那些日日夜夜，全院的同志们以顽强的意志，必胜的信念，团结一致，奋力拼搏。他们发挥了聪明才智，表现出非常的能力，就是他们，在当时卫生系统体现了深圳速度，显示了特区精神。

回首往事，其中的人物，永远是那样鲜活，永远使我心怀感激。今天，医院更创新高，我从心底里对新一代深圳市中医人萌生崇高的敬意，我相信，我们医院将为中医事业创造新的辉煌。我深深地祝愿。

（深圳市中医院35周年院庆征文约稿）

九、体育，不仅是展示国家实力的一种方式

——有感亚运

第16届广州亚运会终于胜利闭幕，它再度展示了我国举办大型国际体育赛事的国家实力，给了我们金牌数量的极大满足，让我们又一次浓缩地感受了自信、激情、友情，许多的情节也颇让人感动。亚运会使广州的主要街道很快焕然一新；相信经过亚运会这些日子的强化，有些广州人脱口而出的粗口也会减少；在亚运会上大放异彩的广州电视塔，人们给她取了一个柔美的名字，叫做"小蛮腰"，现在却像个亭亭玉立的女郎，凝视着脚下的珠江，默默显露她袅娜的身姿。

第16届亚运会成功举办，中国又赢得一片赞扬声，亚奥理事会主席说："这是一届精彩绝伦的亚运会。"另外，值得庆幸的是，这次亚运会没有太大的伤亡事件，不像北京奥运会，还未开幕，就有一位演员在排练时摔成截瘫，成为残疾人。不过，这次中国香港的自行车选手黄蕴瑶小姐的事也颇为壮烈，她在比赛中摔倒后，被多辆疾驰而过的自行车辗过，折断了肋骨，做过包扎后，又跨车上路，还赢得第二名，随即又忍着伤痛参加了公路赛！来自中国台北的滑轮溜冰选手陈立昕先生，参赛前约一个月，检出患睾丸癌，他仍毅然参赛，他说："选手的梦不就是亚运、奥运吗？我有这个机会，不甘心放弃。"最后他获得金牌。对这些追求梦想者的执着和坚毅，我深为敬佩。

我觉得，应该对我国的竞技体育的运动员们致以崇高的敬意，因为他们的拼搏，强烈振奋了国家和民族的信心，彻底扭转了"东亚病夫"的形象。我又感到他们像是战士，英勇的战士，而各类的运动会仿佛战场，他们在场上拼命地竞赛，就像在战场上肉搏。我的职业使我有机会接触了许多在役和退役的运动员，他（她）们因为过度运动所致的伤病，和对伤痛超强的忍受力，深深触动了我，我甚至认为他（她）们像荣军那样可敬。

奥林匹克运动会原为古希腊的重要体育竞赛，奥运会希望能带动全民体

育，增强人民体质。可是，现在的奥运会就不尽如此，不少国家投入了大量的资源培植竞技体育的专业运动员，像独揽3金、2银、2铜的韩国选手朴泰桓一年训练就花掉15亿韩元，近900万元人民币。在我国，大量投入举办一个接一个大型国际赛事，虽然赢得全球喝彩，令人叹服；虽然金牌数量节节攀升，还成就了一批批体育明星，他们是那样的耀眼，受人追捧，但却未能更多地影响到国人的体育健身意识。据调查2009年北京城镇居民人均健康活动支出仅为73元。北京社科院2010年在调查北京市民休闲方式时进行归类统计，首选多为自娱自乐型，如看电影、看书报杂志、逛街购物、饲养宠物、上网、看碟等占54.4%，社交活动如聚餐聚会、K歌、打牌搓麻将、结伴游玩占22.2%，非竞争运动和游戏或参加文体活动或外出旅游仅占14.8%。

我们这个体育金牌大国，人民健康水平却是这样的：世界卫生组织公布192个成员国关于居民健康寿命（能够自主生活，能够对社会有贡献的寿命）的预测及排名顺序，其中日本排名第一，中国第八十一位。2007年北京征兵报名者中仅有46%符合标准。

有人说得好：体育，不仅是展示国家实力的一种方式，而且是现代人的一种方式，是生命个体活力和进取精神的展示，它有高度的专业性，更有生活的基础性，以主要资源满足体育基础性的需要，改善国民生活质量，也提升国家的人口整体素质。

时至今日，是否应该开始转变人们的观念了——一个因体育成绩心理刺激而更加注重个人生活质量的转变。

（摘自博客——医道人生　2010年11月29日）

十、从世界杯说起

今天有位朋友一脸倦容到访，一坐下就叫苦不迭，凌晨的德国对西班牙的球赛使他睡眠不足。我知道这位是少有的非足球迷，难道他转性了！原来是他太太被四邻的球迷呼喊声激起了热情，居然睡意全无打开电视看了起来，太太并不是球迷，而是纯属看热闹，赛事结束，她也没有评论，安然睡去，只是苦了我这位朋友，睁着眼熬到天亮。足球真有魅力，吸引着各类人群。

我曾经当过一段时间一个非洲足球队的随队医生，近距离看到足球赛事，忘命的奔突、猛烈的碰撞，真让人胆战心惊。特别不解的是，球员对突发的强烈伤痛的惊人自我缓解能力，那些真摔的球员是极度痛楚的，可是他们按着伤处，痛苦地打几个滚，站起来又参战去了。我也有机会看过一些队员的X线照片，几乎都见运动系统累累受伤或不堪重负的印记。记得从前，有位省体校的医生，带来一组某名举重运动员的腰部X线照片征求我的意见，我一眼看到严重受损的椎体，第一感觉是他是否还能活动……可是事隔不久传来消息，这位运动员又打破了一项举重世界纪录。至今，有一些退役的运动员经常找我疗伤，有的称得上是"伤痕累累，痛苦不堪"，久而久之，我形成了这样的印象：运动员（职业运动员或以运动为主业者），首先损害的是他们的运动系统。当然，有的还不止如此，如拳击运动员还可能伤及头部。

（摘自博客——医道人生 2010年7月8日）

十一、18年后又见伍小惠

20世纪60年代，我国还没有预防麻疹的有效措施，麻疹病毒疯狂向幼儿袭来，肺炎、脑炎等并发症很多，病情凶险。

我在医学院附属医院儿科毕业实习时正碰上麻疹流行季节，接诊大量的麻疹患儿。患儿伍小惠得了麻疹合并脑炎，是最严重的一个，指导老师安排我管理，她当时高热、抽搐、昏迷，险情不断，在老师指导下经过几个昼夜的深切治疗，她转危为安，抢救及康复期间我和她朝夕相处，康复期间她特别娇横，动不动哭闹不休，只有我抱着她才平静下来，她家人毫无办法。因此，我得经常一手抱着她，一手干其他工作，夜里哄她睡着了才放下，一时医院戏称我是"二十四孝假老豆（老爸）"。伍小惠才10个月大，乌黑浓密的头发，虽然大病一场，但也没有使她太瘦，而且很快地恢复了胖胖的脸蛋，挺可爱的。

伍小惠痊愈出院了，她妈妈好不容易从我那里把她抱过来，在她的哭闹中离开了医院。

18年后，我已是附属医院的医生。一天，在门诊接诊了一位少女，乌黑浓密的头发，胖胖的脸蛋，病历上患者姓名是伍小惠！我望着她，不能肯定她就是那个伍小惠，就在这时，少女竟然惊喜高叫："你是萧医生，妈妈常提起你……"说着便跑出了诊室，很快领来了一位中年妇女，我一眼认出她就是伍小惠的妈妈。接下来我们聊开了18年光景，像是久别的亲人。伍小惠静静地听着，说到当时她住院的事，她笑眯眯地看着我，一点也不陌生。

小惠乌黑浓密的头发，胖胖的脸蛋，仍然是那么可爱！

（摘自博客——医道人生　2009年11月16日）

十二、我曾在阿尔卑斯山山谷兜风

欧洲之旅，我曾乘车经过阿尔卑斯山山谷，两旁风景美不胜收，可惜只是一掠而过，于是我萌发一个梦想，想信步阿尔卑斯山山谷，细细领略她的美丽。

有人说：许多人在这车水马龙的世界过活，恰如在阿尔卑斯山山谷中乘车兜风，匆匆忙忙急驶而过，无暇回首流连风景，于是丰富华丽的世界便成了一个了无生趣的囚牢。

朋友！请在阿尔卑斯山山谷流连风景吧。

（摘自博客——医道人生　2010年9月2日）

十三、一桩旧事

"时间医学"是现代医学领域里起步不久的一门学科，是研究时间对生物系统影响的。美国明尼苏达大学教授哈尔贝格，被推崇为时间医学之父。大约在十多年前，时间医学之父读到了一篇《内经》有关时间医学的译文，是一位成都中医学院的年轻教师所作，他大为吃惊，他万万没想到一本2000多年前的中医古籍——《内经》——竟然已经有如此丰富的时间医学内容，于是，他专程来华访问，了解中医学的时间医学。时间医学的理论认为，人的生理功能与天时、地理周期紧密相关，这在我国早已广泛用于中医临床实践，并取得重大成效。子午流注、灵龟八法，自古便是针灸学的重要内容；"五运六气"学说，不但包括了时间医学，还包涵了现代医学更新的边缘学科的气象医学。

哈尔贝格访华自然收获颇丰。

十四、张悟本为何能忽悠成这样

张悟本编造的身世、身份简直不靠谱到无耻地步，他原为北京市第三针织厂维修工，下岗后，2000年参加过由北京师范大学继续教育学院开办的函授中医药专业培训班，国家不承认学历，不脱产，主要是自学，开卷考试。而张悟本编出的教育经历却是：1981年北京医科大学临床医学系，2000年北京师范大学中医药专业。张悟本的父亲也是北京市第三针织厂的员工，会给人按摩、针灸什么的，并没有人找他看过病。而某媒体报道，他出身于中医世家，其父曾为国家领导人保健，6岁开始随父亲学习中医，食疗临床经验20余载，并任中国中医科学院研究员、中华中医药学会理事，还是"卫生部首批高级营养专家"。他便以此拉大旗作虎皮，胆大妄为将自己胡诌的"食疗"，又出书又上电视，大肆忽悠，真是害人！那些"食疗"不但养不了生，而且有害健康，如世界卫生组织一再提醒世人限制吃盐，已经建议每天每人吃盐量由6克降至5克，因为盐摄入过多，可能引起各种疾病，如高血压、胃溃疡、胃炎、胃癌，可使脑中风发生率增加，可导致哮喘，形成骨质疏松，可能引起血糖升高，但是张悟本却说吃盐多少跟血压没有什么关系。又如他大肆鼓吹钙能强身，主张每天吃3000毫克，甚至8000毫克的钙，而国际标准载明，人对钙吸收的最大剂量是2000毫克，长期钙摄入过多会产生危害，可导致便秘、增加肾结石的危险，亦可致大动脉硬化、增加罹患心脏病的机会、影响胎儿发育和高钙血症、疲劳、恶心、乏力等。

更为严重的是误信张悟本的说法的患者会延误治疗时机，张悟本口口声声说是中医，他的万能食疗方，不但能治近视眼、糖尿病、高血压，还能治肿瘤、红斑性狼疮，而中医从来都是"以治为主，食疗为辅"，治疗还讲究辨证施治，具体情况，具体分析。张悟本却胡说糖尿病并发症是吃药中毒引起的，降压药会吃出脑梗、肾衰竭。相信他的人，有高血压的，断了药，只喝绿豆汤，结果血压上升，只得去医院治疗。《成都日报》报道已有人因喝绿豆汤导致胃病等等不适。有网友发帖称，正月十八那天，他花了2000元找到张悟本看病，开的绿豆汤、冬瓜汁，现在没有啥效果，倒添了不少毛病。

张悟本火了之后，杂粮涨价，百姓追捧，他的挂号费由300元涨到500元最后到2000元，预约已排到2012年3月，每天打进的电话有1000多个，时至今日，虽然张悟本的谬论已在一片讨伐声中，竟还有人说他是一个"中医食疗的倡导者"，全然无视其危害性。2012年5月28日下午，张悟本坐诊的悟本堂紧闭的门前，还有几个中年男女望门兴叹，他们是由河北、山西、吉林等地慕名而来的患者，想请张悟本号脉开方。

人们不禁要问，这么一个张悟本为何能忽悠成这样？！我想起码有以下几个原因：

1. 保健知识的普及没能满足百姓保健的需求

人们都希望自己有健康体魄，所以在不断寻求保健的方法。可是卫生部去年调查显示，我国居民具备健康素养总体水平为6.48%，加上医学的专业性，很多人难辨真假，于是张悟本之类的"专家"应运而生，他们都是以简便的方法，加上一些中医的术语或医学常识，做一些似是而非的游说，还不时爆出一些对公认的常识"颠覆"性惊人之语，满足和坚定了一些人保健走捷径的心理。经过幕后炒作推手的精心包装和运作，加上传媒的推销，张悟本之类的"养生专家"顿时火爆起来，他去成都办讲座，有凌晨5点就在等待的市民，只为在讲台前排抢个好座位，相形之下正常渠道的保健知识的普及活动就显得有些失色。近期"深圳关爱行动组委会"策划了一次为期8个月的"幸福人生大讲堂"这一有关保健养生的讲座，除了市内专家主讲外，还请了些国内有名的嘉宾，但是有的讲座就显得有些冷清。此外，正规的保健普及的内容，有的似乎还欠缺些深入浅出的功夫，常常专业性较强，让读者听起来有些吃力，不像张悟本那样的"脱口秀"，听着听着，让人信以为真，特别是那些不尊重常识的人更容易轻信。还有，遗憾的是，某些著名的健康教育专家，本应很有作为的，但是好像没有怎么面向普通大众，几年前听说出场价还挺高的。在书城，有关张悟本之类的书,什么《把吃出来的吃回去》《不生病的智慧》等书几乎到了汗牛充栋的地步,而追捧的读者颇多。

2. 布满怀疑、沮丧的医疗环境

医疗问题可能是困扰全世界当权政府的问题,美国的奥巴马费尽力气,让美国国会通过的"医改"方案,看来并不一定理想。

我国的医改也是艰难地走来,特别是20世纪盲目的改革,"看病难、看病贵"更困扰着百姓。新医改方案,听说一些行家也看不太懂,现在不知道进行得怎样了,不过大医院看病拥挤的现象,并无改善,还是觉得看病太艰难,排着长长的人龙,对于一个拖着带病之躯的人来说,真难承受,看完一次病,也不见得便宜了多少。而且面对成群的病人,医生也没时间做什么解释,有时还让人感到快得出奇,让人不免对医生的诊治有所怀疑,继而一阵沮丧。政府为了分流大医院的病人,着力扶持了在基层的社康中心,药物7折优惠,号召小病去社康等等,可是又有人抱怨社康设施不足,质疑医生的水平。

虽说民营医院起到了公立医院的补充作用,在这里有较好的服务,也很宽松,可是不少人事后发现"被宰"了。

总的来说至今为止我们仍然面临一个充满怀疑、沮丧的医疗环境,人们患病时面对医院常常感到百般无奈,就在此刻,张悟本出现了,他的"药店"就在你家隔壁的菜市场,"医院"就是你家的厨房,"药方"则不离五谷杂粮,这种说法,以其显赫的身世和身份已让人有几分相信,加上他如簧之舌一忽悠,说几千例糖尿病治好了,还有肺炎、心血管病等十几种疑难病也治好了,使得一些人深信不疑,有些将信将疑者,觉得五谷杂粮不是药,坏不了事,再说市场买这些也不贵,还可以讲价,自己在厨房做也很轻松,于是就接受了。所以有位网友称:人民"需要"张悟本! 张悟本之类泛起,已形成一种信与不信的社会现象。

3. 一些出版商、传媒见利忘义

2009年2月1日,湖南卫视的《百科全说》播出《张悟本谈养生》一期,就登上了史上同期段收视率前三名,张悟本的书成了2009年保健类图书中最大的"黑马",上市6个月,占据当当网、卓越网、新华书店所有排行榜的销售冠军。

据报道，该书销量已达300万册，显然，为他们带来了很大利益，因此，湖南卫视就乐于此道，几年前就曾让台湾的一个假博士很忽悠了一把，因为这个假博士推崇红薯的作用，也曾掀起一阵红薯涨价。最后这个假博士，在台湾因为忽悠排毒治乳癌，延误治疗，造成患者死亡，被告上法庭，判刑7年。2009年2月也是这个湖南卫视的《天天向上》连续三期播出一个香港来的"养生怪杰"魏伟的节目，怪杰讲述手掌的秘密，说是通过掌纹及面相可了解心、肝、脾、肺、肾的毛病，能断定肾病、肠胃病、糖尿病。还介绍保健秘方，用红枣、枸杞子、山楂等在1—2月内将高血压"急骤降下来"，还能治糖尿病，最后屏幕流动出"以上言论不代表本台立场，仅供参考"的说明。如果一种政见或者评论时弊的言论（当然还要看具体情况）可以不代表本台立场，而这种涉及人的健康的内容，既然播出又不代表本台立场，是不负责！

除了张悟本之外，《百科全说》还有不少这类"专家"频频登场，什么"教母""第一人""大师"，有些也与张悟本类似，最近四川已有100人因生吃泥鳅而感染寄生虫住进医院。那个曾登上《百科全说》的"教母"——马悦凌，就是生吃泥鳅的大力倡导者，凡此种种为什么有些出版商积极出这类的书，有些媒体经常登这类文章，有些电视台接二连三播出这样的节目，和他们一起向观众行骗、坑人，说到底是利益的驱使，丧失了社会责任感，其后果是严重的，这些丧失良知的出版商、传媒，应该被讨伐。

4. 监控? 监管!

张悟本忽悠成这样，有位网友问："有关部门是干什么的！"

现在有关部门终于行动了，涉及张悟本编造身份、身世的有关单位已纷纷出面纠正，"悟本堂"受到调查。卫生部召开新闻发布会邀请国内6名知名中西医专家对张悟本的论调进行更正。湖南卫视《百科全说》将停播，书店已将张悟本的书下架，张悟本现象行将结束。但是有人认为：张悟本们只是暂时偃旗息鼓，等这阵风刮过去了，"他们"还会卷土重来，因为人民"需要"他们！人民看病如此之贵、之难、之痛楚、之伤心、之无奈……再涌现出个让我们吃吃蔬菜、五谷就能解决问题，甚至防患于未然的高人，人们岂不还会拥戴他！？真应该引起我们的警醒和反思。

（摘自博客——医道人生　2010年5月20日）

十五、生泥鳅不能吃

——漫谈保健、养生方法的普及

人们都希望有健康的体魄，因此保健方法一直备受关注。

在"文革"那个动荡不安的日子里，竟然在一些人群中悄然流行"鸡血疗法"，听说那个发起者，越搞越着魔，后来因把鸡血注入自己的血管中而送命。之前，有个甩手运动也颇盛行（特别是广州地区），有位领导还因在甩手时不慎伤了踝关节。

当下，保健、养生话题更是热闹非常，有关养生的讲座、报纸杂志报道、电视电台节目层出不穷，国外翻译的、港台出版的、内地编写的养生书籍争相出笼，众说纷纭，让人无所适从。最近深圳市福田区总工会送给员工一本叫《不一样的自然养生法》的书，作者吴先生的名字前冠以"美国自然医学博士及营养学博士"头衔。书中以大量篇幅阐述了蔬果汁的重大作用以及各式各样的制作方法，他强调："重拾健康，就从这杯养生蔬果汁开始。"作者称自己30年前患肺癌三期，被现代医学宣判死刑后，改变饮食和生活习惯，短短6个月，抗癌重生。

有位朋友送来几本关于养生的书，其中有本叫《不生病的智慧》，我觉得这个书名挺好，于是饶有兴味地翻阅。作者马悦凌描述了自己自幼体弱多病，求医的过程中，只有"一次次的失望"，因而总结出"食疗加经络的防病方法"，书中提到"西瓜和香蕉，人们身边的隐形杀手""水果少吃不会生病""不吃或少吃水果一点都不会影响健康"的观点。看来吴先生推崇蔬果食疗，几乎是"重拾健康"的唯一途径，马悦凌则不以为然，甚至把某些水果说成是"隐形杀手"。而现代营养学的观点是主张平衡膳食的，我国的营养学及相关学科专家经过普查和研究后，新订的《中国居民膳食指南》是这样的：

（1）食物多样，谷类为主；

（2）多吃蔬菜、水果和薯类；

（3）常吃奶类、豆类及其制品；

（4）经常吃适量的鱼、禽、蛋、瘦肉，少吃肥肉和荤油；

（5）食量与体力活动要平衡，保持适宜体重；

（6）吃清淡少盐的膳食；

（7）如饮酒应限量；

（8）吃清洁卫生、不变质的食物。

有时切身体验是宝贵的，但如果将其患病的体验总结成真正有益于健康的经验之谈或有所发挥，则需取决于这位患者对人体科学及相关科学知识的认知度，还有他的思维方式、科学素养，否则常常会产生偏见而欠缺正确性。

《不生病的智慧》有许多谬误，就说吃生泥鳅吧，据古今中药学的记载，泥鳅有治疗消渴、阳痿、传染性肝炎、疥癣、痔疾的功用，但内服外用均是煮熟或烧存性研末使用，并无吃生泥鳅一说，倒是古籍《普济方》有用生泥鳅的记录："口喉中物哽，用生泥鳅；线缚其头，以尾先入喉中，牵拽出之。"但没有吃下生泥鳅。该书作者马悦凌书中提到泥鳅滑液（即泥鳅皮肤中的分泌物），《四川中药志》认为可以治小便不通、热淋、痈肿，并记录治小便不通和热淋时，用泥鳅滑液，兑冷开水服，至于泥鳅滑液治痈肿则只是外敷。马悦凌认为生泥鳅能去肝火、虚火，其实肝火是中医病证名，指肝气亢盛化火的病证；而虚火则是因真阴亏损引起的发热或因体阴寒过盛出现内寒而外假热的证候。显然，肝火属实，虚火是虚，是两个极端，这是中医基本常识，根本不能混为一谈。虽然泥鳅可治湿疹、疥癣，但据报道是复方，方中还有多味清热解毒的药物。马悦凌又说吃生泥鳅是民间偏方，并说已有百人吃过，目前没有发生过任何的不适，而就其书中记述一位经马悦凌认为"寒湿"的女士，给她吃了两条生泥鳅后，当晚就抱着热水还直打哆嗦，这难道不是"不适"吗？作者却解释为"虚火打掉了"，真是莫名其妙！而且"不适"只是一种感觉，究竟身体有无潜在损害，还要验证。诚然，人们在与疾病作斗争中，积累了不少宝贵的经验，这也是中医药学的养分，但要将之上升到能够治疗疾病，安全有效的方法，还得做一番去伪存真的功夫，至今中医工作者们也在不断发掘，认真验证。至于生吃泥鳅据马悦凌说有百人用过，就算"目前没有发生过任何不适"，仅有百人用过，就极力推荐给公众，是十分不妥的。吃生泥鳅从哪个角度来说都是不合适的，而且生泥鳅体内可能有多种寄生虫，对人体有很大的危害性。

有一次，我无意中看到深圳某电视台正在播出的健康讲座节目，演讲的也是这个马悦凌，说不要洗脸，因为洗脸会伤气血（大意），又是莫名其妙。

多年前，台湾有个所谓林博士（湖南省电视台就很让他忽悠了一把），他在其科普著作及演讲中，以"完全颠覆传统健康观念"为主题，多次说"牛奶是牛吃的，不是人吃的"，"为了远离慢性病，请尽早断奶"，此言一出引起不少人的疑惑，导致国内15位营养学、食品科学和预防医学的权威专家联手严加驳斥。后来这个假博士又在台湾因为忽悠乳癌排毒，贻误治疗，导致患者死亡，而被告上法庭，判刑7年。

写科普文章必须深入浅出，只有把要普及的内容了解透彻了，才有可能准确而又通俗地表述出来。我想没有人比他能将深奥的相对论说得如此简单明了，他就是爱因斯坦："当对一个漂亮的女孩献殷勤时，一小时就像一秒钟，而当你坐在烧红的煤渣上时，一秒钟就像一小时，那就是相对论。"

保健养生的普及关系到人的健康甚至生命，必须慎之又慎，无论是文章的作者还是媒体，在向公众宣传健康知识时，必须慎重对待那些"新的医学发现""绝学"。对于超出常理又关系到人民健康的观点，应当经过调查，听取更多科学家的意见后，再做出比较全面的报道。

（摘自博客——医道人生　2010年1月5日）

十六、12个年轻的生命

医生见证过生、老、病、死的全过程，深深感到生命来之不易，实在太宝贵了。

昨天，富士康第十二个年轻的生命又毁了，使我感到震撼、悲痛。

自动化流水线本身就与人性相悖，枯燥、紧张加上人际的冷漠，极大地伤害了操作者的身心。默片时代的卓别林就有过辛辣的演绎。

有些80后、90后的年轻人比较脆弱，难以承受"现代化管理模式"，也许客观存在这一方面原因，正因为如此，就更应该认真地研究出有效的解决措施，而不只是搬来过去外国的"发泄室"等等，更不应该过分强调这种客观原因，如果这样，就是缺乏人性，不管是老板或是其他人。

（摘自博客——医道人生　2010年5月27日）

十七、求助的意义

贝林是一位世界级的富豪，主持着一所庞大的慈善机构，专为各国残疾人提供轮椅。

在他60岁时才领悟出慈善的真谛，那是因为一件事：一位津巴布韦青年背着一位残疾的中年妇女，走了两天时间才来到了他的面前。

贝林问："这是你的母亲吗？"

青年回答："不是。"

"是你亲属吗？"

"不是。"

"你认识她吗？"

"不认识。"

"那你怎么把她背来了？"

"只因她在路边提出了这个要求，她要我背她到你这里。"青年回答。

"只是她需要？"

"是的，只是她需要。"

贝林心头一震，这个津巴布韦青年很穷困，却帮了一个不认识的人的一个大忙，不要任何回报。贝林因此自责以前的错误："为什么自己以前以为，连慈善也要赚足钱之后才能做？"贝林告诉我们："慈善绝不是居高临下的恩赐，而是一种寻找人生意义的自我救赎。"

另外，有位文化人有这样的记述："在西方的街市间，有一件事让我最为感动，只要出现了老人、小孩和残疾人，大家都会恭敬让开或上前扶持，如上帝突然光临。其实，这些弱者并不是被救助者，而是救助者。"

十八、慢生活

和一些青壮年朋友相聚时，总是听见他们抱怨：忙呀！压力大呀！一场满以为很愉悦的聚会，常常被他们的忙忙碌碌搅得索然无味，最后他们留下的是一声叹息："人在江湖，唉！"

当今社会飞速发展，有一种无形的力量在催人不停地往前奔走，但须知无休止的快节奏，必定损及健康。我们经常听见一些人说："忙死了！"确实过度的高负荷的工作，会导致许多足以引起死亡的疾病，这就是"过劳死"。对"过劳死"有人说得很形象："加快做一切事情的速度，只怕也会让人生这一趟列车提前开进终点。"我的一些忙得不行的朋友，整天显得手忙脚乱，有的甚至濒临失控，他们心绪抑郁、焦虑不安，颈酸背痛经久不能缓解。我很担心这些朋友，因为这类人患病的风险是极高的。

当然，当今我们学不了陶渊明，也无法当隐士，但是大家在快节奏中来点"慢生活"如何？

一味追求速度，并不一定能干好工作，也不见得会提高效率。有水平的外科医生，手术时步骤明确，操作精准，看上去慢条斯理，但完成手术时间不长，手术做得漂亮。优秀的技巧运动员，完成一套动作都是一步到位，干净利索，多余的动作叫虚晃，是会扣分的。笔者觉得，工作中如果我们注意提高业务能力，做事加强计划性，分清轻重缓急，做些取舍，不要让那些微不足道的事占用了我们宝贵的时间，这样，节奏便会慢下来，效率会提高。有个宣传慢生活者认为："放慢节奏，也许损失金钱……"好像要不惜舍弃"金钱"才能换来慢节奏，笔者倒以为慢节奏与干好工作是可以双赢的，成功与忙碌并不一定成正比。常言道"慢工出细活"，花些时间从容思考、审慎分析、冷静操作，往往会把事情干得更好，反之，常常会欲速不达。这说的是工作，工作以外则必须把心态放缓，节奏慢下来，进入"闲适"生活，不要放过每个周末及节假日，在这段时间里尽情享受生活情趣，把慢生活发挥得淋漓尽致。当我们想到这种慢生活旨在养精蓄锐，为了更好地干好工作，那么，我们闲适地过着慢生活，也就心安理得了。

生活有如音乐，当快则快，当慢要慢，有张有弛，有节奏，才能奏出优美的乐章。

记住这句话：加快做一切事情的速度，只怕也会让人生这一趟列车提前开进终点。

十九、外国人说太极拳

美国人杰夫·戴维森是全美公认的管理咨询专家、教育家，他撰写的《如何舒解压力》为全美畅销书，书中是这样介绍太极拳的：

太极拳适合怡情养性，让人获得心灵的平静。和本章讨论的其他技巧不一样的是（书中"改进策略性暂停的技巧"章节介绍了很多舒解压力的技巧，包括瑜伽——博主按），太极拳不但是种武术，也是一种哲学，透过太极的动作将宇宙万物各种现象做了完整的诠释。基本上，太极分为阴阳两部分。地球上每件事物，包括你我，都拥有阴阳两部分。你可以把阴阳想象成物质和精神状态中存在的两股相对的力量。这么说好像很复杂，但事实就是这两股相对的力量协和运作。

就减轻压力而言，太极拳让人平时做事专心，做决定时更有效率，多数时间保持警醒的心。就运动而言，太极拳和古典舞蹈有些类似，不过它更像是操练。太极拳设计的主要目的在于透过动作平衡肌肉和关节，让人深呼吸，巧妙运用腹部呼吸，这些动作可影响中枢神经系统，使体内器官运作规律。

杰夫·戴维森把"太极"和太极拳解释得很通俗，很恰当。"太极"是宇宙间派生万物的本原，包含有动静、阴阳两个方面，动而生阳，静而生阴，既对立，又统一，相互消长、转化，不断运动，变化无穷，因而太极图以浑圆一体，阴阳合抱来表示。太极拳正是以这种理论为依据，讲求动静、阴阳，形体外动，意识内静。太极拳拳路整体以浑圆为本，招式均由各种圆弧动作组成，意守于内，以静御动，用意识引导气血运行周身，如环无端，周而复始，达到动静结合，内外合一，形神兼备，浑然一体的"太极"境界，以激发身体自身的阴阳气血,使生命力更为旺盛。

苏联体育专家克拉斯诺赛尔斯基教授评价太极拳可以强化中枢神经系统,促进血液循环,增加血液对心脏的营养,改进消化功能,促进新陈代谢,预防许多疾病发生,增进身体健康,提高劳动能力,延长寿命。

太极拳有养神、益气固肾、健脾、通经脉、行气血、养筋骨、利关节的作用,可治疗神经、循环、呼吸、消化系统及关节、肢体等多种疾病。

记得曾有一个报道,纽约三家外科医院经过十年的研究发现,从事太极拳锻炼的老人与不锻炼者相比,可使因跌倒所致的骨折减少75%,因此,特别向老人推荐打太极拳。

大家一定记得2008年奥运会2008人打太极拳的场景,何等壮观!也许您曾见过碧眼金发的洋人穿着一袭宽大的唐装,在全神贯注地打太极拳,是那样的心定神怡,与洋人外向好动的性格,简直判若两人,挺有意思的。

您也来学打太极拳?

(摘自博客——医道人生 2010年7月24日)

二十、向伊丽莎白·泰勒致敬

伊丽莎白·泰勒于2011年3月23日逝世,享年79岁。

伊丽莎白·泰勒是一位值得尊重的女性,我觉得不是因为她的美丽,也不只因为她是两届奥斯卡影后和拍过许多好看的电影,而是她一生对待疾病的顽强精神和生活热忱。她患有包括癌症在内的70多种疾病,做过30—40次手术,共住院100多次,1960年经历过面临死亡的危险,甚至被宣布死亡。2005年后,她出席公众场合需坐轮椅,但是她顽强和乐观地走了过来,她在与疾病抗争中,不忘慈善,致力防治艾滋病公益事业。2008年她再次病危住院,开始主要依靠设备维持生命度日,漫长的疾病折磨,虽然最后她放弃了治疗,但她依然热爱生活,投身社会,热心公益,精神十分可贵。

向伊丽莎白·泰勒致敬!

(摘自博客——医道人生 2011年3月24日)

参考文献

[1] 傅景华. 物理学之道与《中医现代化》[J]. 中国中医药信息杂志, 1995 (10).

[2] 黎志钟. 日本汉方医学衰落轨迹[J]. 中国医学报, 1995 (5).

[3] 陶功定. 大生态医学——21世纪医学发展战略走向[J]. 医学与哲学, 1998, 19 (7): 78—80.

[4] 邱鸿钟. 论中医的科学精神和人文方法[J]. 医学与哲学, 1999, 20 (1): 2—5.

[5] 魏中海. 中医药文化基本常识问答[M]. 北京: 中医古籍出版社, 2007.

[6] 海天, 易肖伟. 中医劫[M]. 北京: 中国友谊出版公司, 2008.

[7] 海天, 等. 中医劫——百年中医存废之争[M]. 北京: 中国友谊出版公司, 2008.

[8] 中国科技信息研究所. 促进中医药科研教育体系建设与发展研究[G]. 2005年12月.

[9] 何钟秀. 科学学纲要[M]. 天津: 科学技术出版社, 1981.

[10] 崔月犁. 中医沉思录 (一) [M]. 北京: 中医古籍出版社, 1997.

[11] 吴粤昌. 岭南医征略[G]. 中华全国中医学会广州分会, 1984.

[12] 韦以宗. 中国骨科技术史[M]. 上海: 上海科学技术文献出版社, 1983.

[13] 丁继华. 现代中医骨伤科流派精华[M]. 北京: 中国医药科技出版社, 1990.

[14] 萧劲夫. 岭南正骨精要[M]. 广州: 广东高等教育出版社, 1996.

[15] 何应华, 李主江. 何竹林正骨医粹[M]. 广州: 广东科技出版社, 2003.

[16] 萧劲夫. YGF——液压骨折复位器设计试制工作总结[G]. 1980.

[17] 萧劲夫. CD——前臂正骨机设计试制工作总结[G]. 1984.

[18] E. LRADIN, 等. 骨科实用生物力学 (第1版) [M]. 北京: 人民卫生出版社, 1983.

[19] 方先之, 尚天裕, 等. 中西医结合治疗骨折 (第1版) [M]. 北京: 人民卫生出版社, 1966.

[20] 吴谦, 等. 医宗金鉴·正骨心法要旨[M]. 北京: 人民卫生出版社, 1973.

[21] 萧劲夫. 适应中医正骨手法的复位机械和适应华南地区的外固定器材的力学测定和临床使用[G]. 1979.

[22] 黄忠毅, 朱海. 前臂气动正骨仪治疗前臂骨折47例[J]. 中医外治杂志, 2006 (4): 7—8.

[23] 傅景华. 关于中医学的理论易辙与信念危机[M]//崔月犁. 中医沉思录. 北京: 中医古籍出版社, 1997.

[24] 李致重. 中医药软科学研究的意义及其组织与人才问题[M]//崔月犁. 中医沉思录. 北京: 中医古籍出版社, 1997.

[25] 蔡仲. 后现代科学与中国传统科学思想[J]. 科学技术与辩证法, 1999, 16 (3): 40—43.

[26] 潘吉星. 李约瑟文集[M]. 沈阳: 辽宁科学技术出版社, 1986.

[27] 王胜利, 刘贤炳. 前臂支架预防肘内翻畸形的生物力学机制[J]. 中国中医骨科杂志, 1991, 7 (1): 16—19.

[28] 戴延涛. 小儿肱骨髁上骨折的旋转与分型[J]. 中国中医骨科杂志, 1989, 5 (6): 9—12.

[29] Brewster AH Karp Fractures in the region of the elbow in children and endresult study[J]. Surg cynecol obstet, 1940, 71: 643.

[30] 山根孝志, 加藤彰浩, 小堅胜之, 等. 小儿肱骨髁上骨折后的高度内反肘变形症例的的检讨——とくに二次 的内反肘变形について[J]. 整形外科, 1996 (47): 331.

[31] 邱耀元, 葛宝丰. 小儿肱骨髁上骨折的治疗 (附102例病例分析) [J]. 骨与关节损伤杂志, 1989, 4 (3): 146.

[32] 袁侨. 小儿肱骨髁上骨折并发肘内翻畸形的原因及预防[J]. 徐州医学院学报, 1994, 14 (3): 226.

[33] 王以进, 王介麟. 骨科生物力学[M]. 北京: 人民军医出版社, 1989: 178.

[34] 刘贤炳. 肱骨髁上部位应力场分布的有限元分析[J]. 中国中医骨伤科, 1993, 1 (3): 9—11.

[35] 季爱玉 (主译). 椎间盘突出 (Lumber Disc Herniation Roert Guuzburg Marek Szpalski) [M]. 北京: 人民卫生出版社, 2004.

[36] 萧劲夫. 腰椎间盘突出症需要手术的并不多 (G). 2012.

[37] 席雪芹. 关于"医学检验"向"检验学"转变的思考[J]. 医学与哲学 (临床决策论坛版), 2007, 28 (5): 57—59.

[38] 徐光炜. 专家说癌症"早发现"和"过诊断"的矛盾[J]. 秋光, 2014, 4: 12—13.

[39] 邓铁涛. 甘温除大热[J]. 新中医, 1990 (12).

深圳市名老中医系列 — 萬里雲天

附件

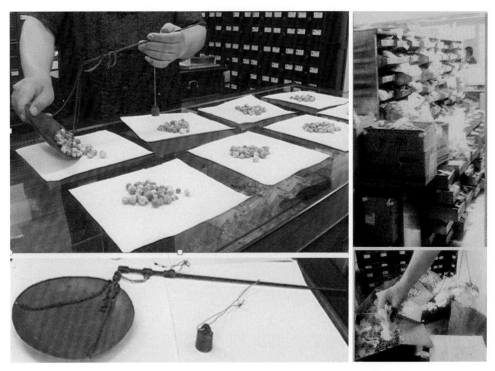

彩图1　传统中药调剂

彩图2　把饮片总量手工
等分（"五爪金龙"）

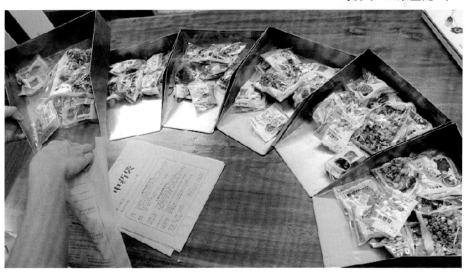

彩图3　饮片小包装调剂

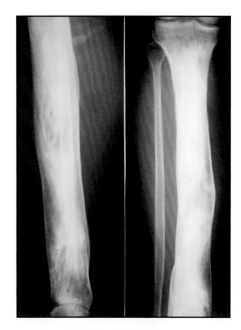

彩图4　术前X线照片

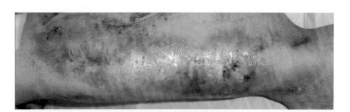

彩图5　小腿前缘瘢痕

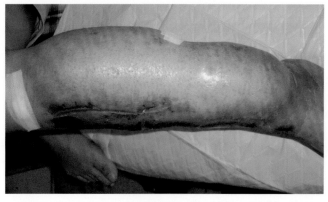

彩图6　对瘢痕周围软组织进行扩张，植入大容量扩张囊

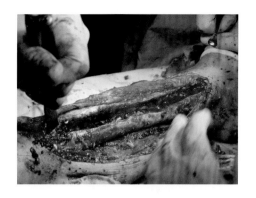

彩图7　病灶清除术

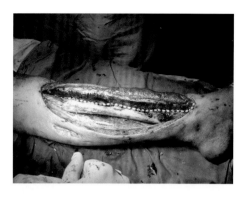

彩图8　病灶内植入庆大霉素珠链

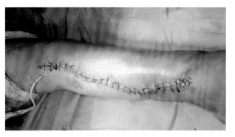

彩图9　由于皮肤缺损周围有足够的新增加的皮肤组织的保证，在近乎没有张力的状态下，缝合了手术切口，十天后拆线，一月后拔除植入的庆大霉素珠链

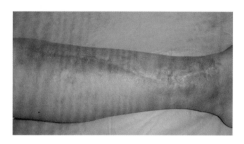

彩图10　术后两个月